受験生の皆さんへ

　過去の問題に取り組む目的は、(1)出題傾向(2)出題方式(3)難易度(4)合格点を知り、これからの受験勉強に役立てることにあります。出題傾向などがつかめれば目的は達成したことになりますが、それを一歩深く進めるのが、受験対策の極意です。

　せっかく志望校の出題と取り組むのですから、本番に即した受験対策の場に活用すべきです。では、どうするのか。

　第一は、実際の入試と同じ制限時間を設定して問題に取り組むこと。試験時間が六十分なら六十分以内で挑戦し、時間配分を感覚的に身に付ける訓練です。

　二番目は、きっちりとした正答チェック。正解出来なかった問題は、正解できるまで、徹底的に攻略する心構えが必要です。間違えた場合は、単なるケアレスミスなのか、知識不足が原因のミスなのか、考え方が根本的に間違っていたためのミスなのか、きちんと確認して、必ず正解が書けるようにしておく。

　正答が手元にある過去問題にチャレンジしながら、正解できなかった問題をほったらかしにする受験生もいます。そのような受験生に限って、他の問題集をやっても、間違いを放置したまま、次の問題、次の問題と単に消化することだけに走っているのではないかと思います。過去問題であれ問題集であれ、間違えた問題は、正解できるまで必ず何度も何度も繰り返しチャレンジする。これが必勝の受験勉強法なことをお忘れなく。

入試問題検討委員会

【本書の内容】

1. 本書は過去6年間の問題と解答を収録しています。
2. 英語・化学の問題と解答を収録しています。尚、大学当局より非公表の問題は掲載していません。
3. 現在受験生を指導している、すぐれた現場の先生方による解答解説を掲載しています。
4. 本書は問題の微細な誤りをなくすため、実物の入試問題を大学より提供を受け、そのまま画像化して印刷しています。
   <u>平成31年度、令和2年度の試験問題には、実際の試験時間を入れています。</u>

　尚、本書発行にご協力いただきました先生方に、この場を借り、感謝申し上げる次第です。

令和2年度

問 題 と 解 説

英 語

問題

（2科目 90分）

11月23日試験

2年度

Ⅰ 各問に答えよ。（16点）

問1 ☐1☐ ～ ☐4☐ において，下線部の発音が他と**異なるもの**を，それぞれの**A～D**のうちから
1つ選べ。

☐1☐	**A** vi<u>t</u>al	**B** vi<u>s</u>ion	**C** vi<u>o</u>let	**D** vi<u>c</u>e
☐2☐	**A** pl<u>ea</u>sure	**B** cl<u>ea</u>n	**C** str<u>ea</u>m	**D** p<u>ea</u>ch
☐3☐	**A** r<u>oa</u>d	**B** abr<u>oa</u>d	**C** c<u>oa</u>t	**D** b<u>oa</u>t
☐4☐	**A** atta<u>ch</u>	**B** <u>ch</u>orus	**C** <u>ch</u>ur<u>ch</u>	**D** <u>ch</u>illy

問2 ☐5☐ ～ ☐8☐ において，最も強く読む音節の位置が他と**異なるもの**を，それぞれの**A～D**の
うちから**1つ**選べ。

☐5☐	**A** car-rot	**B** com-fort	**C** per-cent	**D** dis-trict
☐6☐	**A** or-gan-ic	**B** to-geth-er	**C** ac-tu-al	**D** for-get-ful
☐7☐	**A** sus-pend	**B** oc-cur	**C** be-lieve	**D** o-cean
☐8☐	**A** pol-i-ti-cian	**B** ec-o-nom-ics	**C** pho-to-graph-ic	**D** in-ter-est-ing

Ⅱ 各問に答えよ。（32点）

問1 　9　〜　16　において，空所を満たすのに最も適切なものを，それぞれの**A**〜**D**のうちから
1つ選べ。

　9　　He [　　　] if he had worked very hard.

　A　should fail 　　　　　　　　　　**B**　were to fail

　C　would have failed 　　　　　　　**D**　would not have failed

　10　　We have been keeping in [　　　] for many years by e-mail.

　A　mind 　　　　**B**　touch 　　　　**C**　ourselves 　　　　**D**　each other

　11　　My parents asked me to [　　　] the dog during their trip to Hawaii.

　A　look into 　　　**B**　look after 　　　**C**　take care 　　　**D**　take after

　12　　Similar accidents happened one [　　　] another last week.

　A　by 　　　　**B**　for 　　　　**C**　after 　　　　**D**　on

　13　　Mary and I are [　　　] the problem in order to find a good solution.

　A　discussing 　　　**B**　talking 　　　**C**　complaining 　　　**D**　saying

　14　　English dictionaries usually list words in alphabetical [　　　].

　A　line 　　　　**B**　direction 　　　　**C**　place 　　　　**D**　order

　15　　Since you were in the wrong, you [　　　] to have apologized to her.

　A　ought 　　　　**B**　had 　　　　**C**　were able 　　　　**D**　should

　16　　News has arrived [　　　] the number of foreign tourists is increasing.

　A　which 　　　　**B**　those 　　　　**C**　that 　　　　**D**　where

問2　17 ～ 24 　次の日本文の意味を表すように(1)～(4)それぞれのA～Gを最も適切な順序に並べかえたとき，**3番目**と**5番目**にくるものを選べ。

(1) スーツを着ないで顧客の信頼を得ることは，とても難しいです。

It is very ☐ ☐ 17 ☐ 18 ☐ ☐ .

A　your customers　　B　if　　　　　　C　the respect of　　D　you aren't

E　difficult　　　　　F　to earn　　　　G　wearing a suit

(2) 午後には，顔に日差しの暖かさを感じられます。

In the afternoon, you can ☐ ☐ 19 ☐ 20 ☐ ☐ .

A　face　　　　　　　B　the warmth　　C　of　　　　　　　D　feel

E　the sun　　　　　F　your　　　　　G　on

(3) 出席者の3割が，その計画を承認しました。

Thirty percent of ☐ ☐ 21 ☐ 22 ☐ ☐ .

A　present　　　　　B　those　　　　　C　the project　　　D　gave

E　their approval　　F　to　　　　　　G　who were

(4) トムはしばしば，言葉や行動で他人を怒らせることがありました。

Tom ☐ ☐ 23 ☐ 24 ☐ ☐ .

A　with　　　　　　B　or actions　　　C　others　　　　　D　would often

E　make　　　　　　F　his words　　　G　angry

Ⅲ　次の会話文を読んで，各問に答えよ。(16点)

Two people are talking about influenza in the office.

Caitlin : Hi Liam.　Hey, what's wrong?　You look pretty tired.　Are you feeling OK?

Liam : Actually, I feel 　ア　 terrible.　I didn't sleep well last night, and this morning I 　イ　 up with a painful throat.

Caitlin : That's too bad.　Do you have a fever?

Liam : Fortunately, it is just a slight one.　I took my temperature and it was 37.2 ℃.　However, I have a cough and my whole body feels 　ウ　.

Caitlin : With symptoms like those, it sounds like you might have the flu.　Did you get a flu shot 　エ　 year?

Liam : No, I didn't.　I've been too busy to go to the doctor's office, plus since I don't have insurance, I would have to pay a high doctor's fee.　I also have heard that the medicine sometimes doesn't work.

Caitlin : That is sometimes true, since each year the type of flu changes a bit, but usually having a flu shot helps make the illness less of a problem.　Plus, it shortens the length of time you feel bad.　Just that makes it worth the small investment in time and money.

Liam : So, should I go get a flu shot today?

Caitlin : Well, once you are sick, the shot won't do much for you.　Most people get the shot just before the flu season begins.　But it might still be a good idea to visit the doctor anyway, since there are medicines she can give you in order to make you feel better.　Be sure to wear a mask though, since there will be other people there as well who are sick.

問1　25　空所　ア　を満たすのに最も適切なものを，A～Dのうちから1つ選べ。

A absolutely　　　**B** understandably　　**C** justly　　　　**D** normally

問2　26　空所　イ　を満たすのに最も適切なものを，A～Dのうちから1つ選べ。

A wake　　　　　**B** woke　　　　　**C** waken　　　　**D** waked

問3　27　空所　ウ　を満たすのに最も適切なものを，A～Dのうちから1つ選べ。

A fine　　　　　**B** sore　　　　　**C** unhappy　　　**D** energetic

問4　28　空所　エ　を満たすのに最も適切なものを，A～Dのうちから1つ選べ。

A that　　　　　**B** then　　　　　**C** this　　　　　**D** the

問5 　29　 When is the best time to get a flu shot?

A 　Before the flu season.

B 　During the flu season.

C 　After the flu season.

D 　Never.

問6 　30　 How does Liam feel about the cost of the flu shot?

A 　He thinks it is cheap.

B 　He thinks it is expensive.

C 　He wants to pay the fee.

D 　He wants Caitlin to pay for him.

問7 　31　 What advice did Liam get from Caitlin?

A 　She said he should go home.

B 　She thought he should get a flu shot immediately.

C 　She suggested he see a doctor.

D 　She suggested he stay in the office.

問8 　32　 What are Liam's problems?

A 　He has a fever and a cough.

B 　He is tired and hungry.

C 　He is in debt.

D 　He is feeling better now.

Ⅳ　次の英文を読んで，各問に答えよ。(21点)

Orsay Museum in France ［　ア　］ world-famous works by artists such as Vincent van Gogh, Paul Gauguin, Édouard Manet and Claude Monet.　Some paintings by van Gogh and Gauguin clearly show that they studied Japanese prints, and Japanese paintings contributed to the development of their own styles.　Also, Manet makes effective use of *Ukiyoe* works as a background of 'Portrait of Émile Zola' as well as van Gogh's work 'Portrait of Père Tanguy.'　Monet owned plenty of *Ukiyoe* at home, and adopted Japanese elements in part of his garden.　It is repeatedly reported on TV programs that he regarded the Japanese garden as a resource for his creative activities.

All the above artists have been inspired by Japanese paintings.　When I interviewed French visitors to the museum, one said, "The artists created something novel by <u>absorbing</u> different elements such as asymmetric composition, transparent and bright color into their works and mixing them.　That's what all artists should aim at."　Another said, "It's wonderful to establish one's own style by combining different elements."

Japanese people have called themselves people who are good at imitating foreign cultures.　Even when they have improved on the original works, they have modestly mentioned that the activity is imitation, not creation.　In ［　ウ　］ these Japanese self-humiliating remarks, French people consider improving on original works as a wonderful, creative activity, and proudly state that the artists' talents have flowered.

Nowadays there is a flood of information available, so it is not easy to engage ［　エ　］ creative activities.　The trend in the future for creative activities, as French people pointed out, is probably to absorb unique elements actively from foreign cultures and combine these different elements.　Japanese people have to start to publicly state that this is a creative action.　At the same time, it is time that Japanese people properly evaluate the excellent traditional values of their culture rather than depend on non-Japanese judgments, and share these values with the world.

Junko Kobayashi (2019) *Coping with Globalization* を参考に作成

(注)　asymmetric：非対称の　　　imitate：模倣する　　　modestly：控えめに
　　　self-humiliating：謙遜した　　evaluate：評価する

問1　｜33｜　空所 ［ ア ］ を満たすのに最も適切なものを，A〜Dのうちから1つ選べ。
　A　exists　　　　B　exports　　　　C　exhibits　　　　D　expects

問2　｜34｜　下線部（イ）の意味に最も近いものを，A〜Dのうちから1つ選べ。
　A　checking out　　B　taking in　　C　looking after　　D　making for

問3 **35** 空所 **ウ** を満たすのに最も適切なものを，**A～D**のうちから**1つ**選べ。

    A case of   **B** terms of   **C** order to   **D** contrast to

問4 **36** 空所 **エ** を満たすのに最も適切なものを，**A～D**のうちから**1つ**選べ。

    A in   **B** for   **C** to   **D** on

問5 **37** 次の書き出しに続く最も適切なものを，**A～D**のうちから**1つ**選べ。

One of the French visitors to the museum viewed the use of different elements _____ .

    A positively because novel works can be created

    B positively because variety should be valued

    C negatively because the originality would be lost

    D negatively because it is difficult to balance them

問6 **38** 本文の内容に合致するものを，**A～D**のうちから**1つ**選べ。

    A French artists paid attention only to Western arts.

    B French artists paid attention only to ancient works.

    C Japanese people consider the improvement of the original works as a kind of creation.

    D Japanese people consider the improvement of the original works as just imitation.

Ⅴ　以下の**A～E**の英文は，本来は**Aの部分から始まる**一つのまとまった文章だが，設問のために**B～E**は順序がばらばらになっている。**B～E**を正しく並べかえたとき，設問 **39** ～ **43** に**該当する記号を答えよ。**なお，次に続くものがなく，それ自身が文章の最後になる場合には，**J**をマークせよ。(15点)

39	**A**の次に続くもの
40	**B**の次に続くもの
41	**C**の次に続くもの
42	**D**の次に続くもの
43	**E**の次に続くもの

A　Low-cost carriers are airline companies that offer low airfares.　To realize this, the companies charge extra money for most in-flight services, such as meals, drinks and movies.　Many of these airlines also add seats to the plane, so the space between rows is less.

B　Noticing the success of such carriers in Europe, Asian airlines started to introduce their own low-cost carriers in order to supply the growing number of middle-class people who wanted to travel between major cities in Asia.

C　The low-cost airline business really increased towards the end of the 20th century, as companies realized that there was a huge market for short flights between various European cities.　People did not need a fancy seat, free baggage allowances and meals if they were only going to be on the plane for an hour or so.

D　The first low-cost carrier began in the United Kingdom and flew between New York and London.　The prices were much lower than what the regular airlines were charging, and it was popular with students and backpackers.

E　The growth of the number of airports in Asia has also made this possible, and most large cities now have more terminals at international airports to accommodate both regular and low-cost airlines.

化　学

問題
（2科目　90分）

2年度

$\boxed{\text{11月23日試験}}$

　次の $\boxed{\text{I}}$ ～ $\boxed{\text{V}}$ の各設問の解答を，指示に従ってそれぞれの解答群（**A，B，C，**…）のうちから選んで解答用紙にマークせよ。

　必要があれば，定数および原子量は次の値を用いよ。標準状態は，0℃，1.0×10^5 Pa とする。なお，問題文中の体積の単位記号Lは，リットルを表す。

　　（定　数）気体定数　　　　$R = 8.3 \times 10^3$ Pa·L/(K·mol)

　　　　　　　ファラデー定数　$F = 9.65 \times 10^4$ C/mol

　　　　　　　アボガドロ定数　$N_A = 6.0 \times 10^{23}$/mol

　　（原子量）

H 1.0	He 4.0	C 12	N 14	O 16	F 19	Ne 20
Na 23	Mg 24	Al 27	S 32	Cl 35.5	K 39	Ar 40
Ca 40	Mn 55	Fe 56	Cu 64	Zn 65	Br 80	Ag 108
I 127	Ba 137	Pb 207				

$\boxed{\text{I}}$　次の問1～問5に答えよ。（20点）

問1　$\boxed{\text{1}}$　日常の生活で利用されている化学物質に関する次の記述A～Eのうちから，**誤りを含む**ものを1つ選べ。

　　A　アルミニウムは，鉱石から製錬すると大量のエネルギーが必要なため，リサイクルが推奨されている。

　　B　塩素は，有毒な気体であるが，水道水の殺菌に利用されている。

　　C　洗剤は，界面活性剤の親水基を内側にして油汚れを包み込むことで洗浄作用を発揮する。

　　D　緑茶飲料には，酸化による品質低下を防ぐために，ビタミンCが添加されているものがある。

　　E　陶磁器やガラスは，セラミックスとよばれ，硬く，耐熱性に優れている。

問2　$\boxed{\text{2}}$　次の記述A～Eのうちから，下線部が単体ではなく元素を示しているものを1つ選べ。

　　A　骨には<u>カルシウム</u>が含まれている。

　　B　空気中には<u>窒素</u>が多く含まれている。

　　C　<u>酸素</u>は，呼吸により体内にとりこまれる。

　　D　塩素の酸化力は<u>臭素</u>の酸化力より強い。

　　E　アンモニアは，<u>水素</u>と窒素から合成できる。

問3 | 3 | 次の**現象**に最も関係の深い状態変化を，下の**A～E**のうちから**1つ**選べ。

　現象：冬の屋外に面したガラス窓の内側に，水滴がつく。

　　A 融解　　　**B** 凝固　　　**C** 昇華　　　**D** 蒸発　　　**E** 凝縮

問4 | 4 | 次の**A～E**のうちから，Ar と同じ電子配置をもつイオンを**1つ**選べ。

　　A S^{2-}　　　**B** Li^+　　　**C** Mg^{2+}　　　**D** O^{2-}　　　**E** Br^-

問5 | 5 | 次の**A～E**のうちから，式量ではなく分子量を用いるのが適切な物質を**1つ**選べ。

　　A 塩化ナトリウム　　　**B** 黒鉛　　　　　　**C** 塩化水素

　　D 水酸化カルシウム　　**E** 硫酸アンモニウム

Ⅱ　次の問1～問5に答えよ。（20点）

問1 ［ 6 ］　ベーキングパウダー（主成分は炭酸水素ナトリウム）4.5 g を加熱すると，標準状態で 0.56 L の二酸化炭素が発生した。ベーキングパウダーに含まれる炭酸水素ナトリウムの割合（質量パーセント）は何％か。次の数値 **A**～**E** のうちから，適切なものを**1つ**選べ。ただし，加熱によって主成分はすべて反応し，それ以外の物質は反応しないものとする。

A 91　　**B** 93　　**C** 95　　**D** 97　　**E** 99

問2 ［ 7 ］　マグネシウムは，次の化学反応式に従って，酸化マグネシウムを生成する。

$$2\,Mg \; + \; O_2 \; \longrightarrow \; 2\,MgO$$

マグネシウム 2.4 g と体積 V[L] の酸素を反応させたとき，質量 m[g] の酸化マグネシウムが生じた。V と m の関係を示すグラフとして適切なものを，次の **A**～**F** のうちから**1つ**選べ。ただし，酸素は標準状態における体積とする。

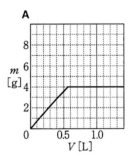
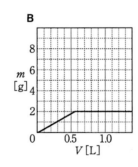
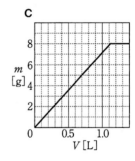
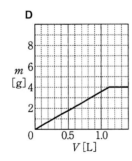
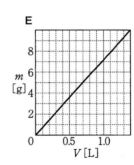
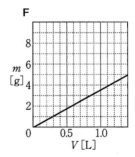

問3 ［ 8 ］　次の化学反応式 **A**～**E** のうちから，下線をつけた物質が酸としてはたらくものを**1つ**選べ。

A　$CH_3COOH \; + \; \underline{H_2O} \; \rightleftharpoons \; CH_3COO^- \; + \; H_3O^+$

B　$NH_3 \; + \; \underline{H_2O} \; \rightleftharpoons \; NH_4^+ \; + \; OH^-$

C　$\underline{CO_3^{2-}} \; + \; H_2O \; \rightleftharpoons \; HCO_3^- \; + \; OH^-$

D　$HSO_4^- \; + \; \underline{H_2O} \; \rightleftharpoons \; SO_4^{2-} \; + \; H_3O^+$

E　$HNO_3 \; + \; \underline{H_2O} \; \rightleftharpoons \; NO_3^- \; + \; H_3O^+$

問4　9　ある濃度の塩酸を水で 100 倍希釈し，その希塩酸 10 mL を，0.020 mol/L の水酸化ナトリウム水溶液で滴定したところ，中和までに 15 mL を要した。希釈前の塩酸の濃度は何 mol/L か。次の数値A〜Eのうちから，適切なものを1つ選べ。

　　A　0.30　　　B　0.60　　　C　1.5　　　D　2.4　　　E　3.0

問5　10　3種類の金属ア〜ウについて，次の実験Ⅰ，Ⅱを行った。金属ア〜ウをイオン化傾向の大きい順に並べたものを，下のA〜Fのうちから1つ選べ。

　実験Ⅰ　金属アおよびウは希塩酸と反応して水素を発生した。金属イは反応しなかった。
　実験Ⅱ　金属ウの硝酸塩水溶液に金属アを入れたところ，金属アの表面に金属ウが析出した。

　　A　ア ＞ イ ＞ ウ　　　B　ア ＞ ウ ＞ イ　　　C　イ ＞ ア ＞ ウ
　　D　イ ＞ ウ ＞ ア　　　E　ウ ＞ ア ＞ イ　　　F　ウ ＞ イ ＞ ア

Ⅲ　次の問1〜問5に答えよ。(20点)

問1　11　次の図に示した装置を用いて，塩化アンモニウムと水酸化カルシウムの混合物を加熱し，気体の発生・捕集を行った。この実験に関する下の記述A〜Eのうちから，**誤りを含むもの**を1つ選べ。

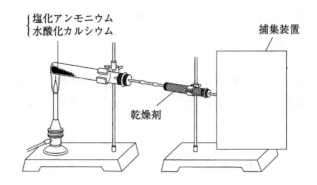

塩化アンモニウム
水酸化カルシウム

捕集装置

乾燥剤

A　発生した気体は，上方置換で捕集する。

B　乾燥剤としては，塩化カルシウムが適している。

C　捕集した気体は，刺激臭をもち，無色である。

D　捕集した気体に，濃塩酸をつけたガラス棒を近づけると，白煙が生じる。

E　捕集した気体を水に溶かし，フェノールフタレイン溶液を加えると，赤色になる。

問2　12　次の表に示した**ア〜ウ**のグループには，その性質には当てはまらない元素がそれぞれ1つ含まれている。各グループの性質に**当てはまらない**元素の組合せとして適切なものを，下の**A〜J**のうちから**1つ**選べ。

	ア	イ	ウ
性質	単体は室温で気体	非金属の典型元素	同一周期の元素
元素	F, H, I, N, Ne	B, Br, S, Si, Sn	Al, Ar, Cl, K, Mg

	A	B	C	D	E	F	G	H	I	J
ア	Ne	Ne	I	I	F	F	H	H	N	N
イ	B	Si	Sn	S	Br	B	Si	Sn	S	Br
ウ	Ar	Cl	K	Mg	Al	Ar	Cl	K	Mg	Al

問3　|13|　Cu^{2+}，Al^{3+}，Ba^{2+}，Zn^{2+} のいずれか1種類のイオンを含む水溶液**ア〜エ**がある。これらを用いて次の**操作Ⅰ，Ⅱ**を行った。**ア〜エ**に含まれている金属イオンの組合せとして適切なものを，下の**A〜H**のうちから**1つ選べ。**

操作Ⅰ　少量の水酸化ナトリウム水溶液を加えると，**ア，イ，ウ**では沈殿が生じたが，**エ**では生じなかった。さらに過剰に水酸化ナトリウム水溶液を加えると，**ア**と**イ**では沈殿が溶けた。

操作Ⅱ　少量のアンモニア水を加えると，**ア，イ，ウ**では沈殿が生じたが，**エ**では生じなかった。さらに過剰にアンモニア水を加えると，**ア**と**ウ**では沈殿が溶けた。

	ア	イ	ウ	エ
A	Zn^{2+}	Al^{3+}	Cu^{2+}	Ba^{2+}
B	Zn^{2+}	Al^{3+}	Ba^{2+}	Cu^{2+}
C	Zn^{2+}	Cu^{2+}	Al^{3+}	Ba^{2+}
D	Zn^{2+}	Ba^{2+}	Cu^{2+}	Al^{3+}
E	Al^{3+}	Zn^{2+}	Cu^{2+}	Ba^{2+}
F	Al^{3+}	Zn^{2+}	Ba^{2+}	Cu^{2+}
G	Al^{3+}	Cu^{2+}	Zn^{2+}	Ba^{2+}
H	Al^{3+}	Ba^{2+}	Cu^{2+}	Zn^{2+}

問4　|14|　硫酸銅（Ⅱ）五水和物に関する次の記述**A〜E**のうちから，**誤りを含むもの**を**1つ選べ。**

A　結晶を加熱すると，水和水を失い，白色粉末状の無水物になる。

B　水溶液に水酸化ナトリウム水溶液を加えると，青白色の沈殿が生じる。

C　水溶液に過剰のアンモニア水を加えると，深青色の溶液になる。

D　水溶液に鉄粉を入れると，銅が析出する。

E　水溶液に硫化水素を通じると，白色の沈殿が生じる。

問5　|15|　次の**A〜E**のうちから，硫酸を用いた化学反応と，その反応に利用されている硫酸の性質の組合せとして適切なものを**1つ選べ。**

	硫酸を用いた化学反応	硫酸の性質
A	ギ酸に濃硫酸を加えて加熱すると，一酸化炭素が発生する。	強酸性
B	銀に濃硫酸を加えて加熱すると，二酸化硫黄が発生する。	酸化作用
C	塩化ナトリウムに濃硫酸を加えて加熱すると，塩化水素が発生する。	吸湿性
D	濃硫酸に湿った二酸化炭素を通すと，乾いた二酸化炭素が得られる。	脱水作用
E	亜鉛に希硫酸を加えると，水素が発生する。	不揮発性

Ⅳ 次の**問1**〜**問5**に答えよ。（20点）

問1 16 次の図は，塩化ナトリウムの結晶の単位格子を表している。この結晶に関する下の記述
A〜Eのうちから，**誤りを含むもの**を**1つ**選べ。

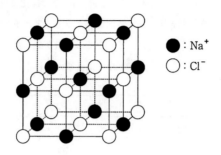

A イオン結合からなる結晶である。

B 単位格子内に含まれる Na^+ と Cl^- は，いずれも 4 個である。

C Na^+ のみに注目すると，面心立方格子と同じ配置になっている。

D 1 個の Na^+ に最も近い距離にある Na^+ は 8 個である。

E Cl^- どうしは接していない。

問2　17　次の図は，ジエチルエーテルとエタノール，水の蒸気圧曲線を示したものである。これに関する下の記述 A～E のうちから，**誤りを含むもの**を1つ選べ。

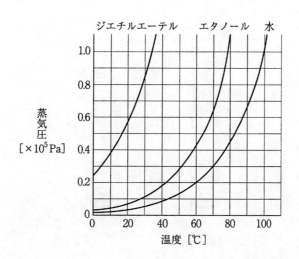

A　外圧が $0.6×10^5$ Pa のとき，ジエチルエーテルの沸点は，およそ 21℃ である。

B　30℃ において最も蒸気圧が大きいのは，ジエチルエーテルである。

C　分子間力の大きい順に並べると，ジエチルエーテル ＞ エタノール ＞ 水となる。

D　エタノールを密閉容器に封入し，温度を 80℃，圧力を $0.6×10^5$ Pa にすると，エタノールはすべて気体として存在する。

E　水を密閉容器に封入し，60℃ で平衡状態に達したときの容器内の圧力は $0.2×10^5$ Pa である。

問3　18　二価の金属イオンが含まれる水溶液に，0.25 A の電流を 9 分 39 秒間流した。電流を流す前後の陰極の質量をはかったところ，48 mg 増加していた。その金属の原子量として適切なものを，次の数値 A～E のうちから1つ選べ。

A　27　　　B　32　　　C　59　　　D　64　　　E　128

問4　19　黒鉛 1 mol からダイヤモンド 1 mol ができるときの反応熱は，－1 kJ である。黒鉛が完全燃焼するときの燃焼熱が 394 kJ であるとき，ダイヤモンドの燃焼熱[kJ]として適切なものを，次の数値 A～F のうちから1つ選べ。

A　197　　　B　198　　　C　393　　　D　395　　　E　786　　　F　790

問5　20　密閉された注射器の中に，$2NO_2 \rightleftarrows N_2O_4$ の平衡状態に達した二酸化窒素と四酸化二窒素の混合気体が入っている。温度を一定に保ちながら，次の図のようにピストンをすばやく手で押し下げて圧力をかけた。このときの注射器内の状態に関する下の記述 **A**〜**E** のうちから，適切なものを**1つ**選べ。

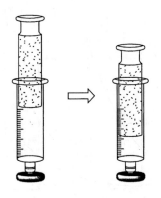

A　無色から，しだいに赤褐色に変わる。

B　赤褐色がさらに濃くなる。

C　赤褐色がしだいに無色に変わる。

D　赤褐色が一時的に薄くなるが，その後濃くなる。

E　赤褐色が一時的に濃くなるが，その後薄くなる。

$\boxed{\text{V}}$　次の**問1～問5**に答えよ。(20点)

問1　$\boxed{21}$　次の記述**A～E**のうちから，有機化合物の性質として**誤りを含むもの**を**1つ**選べ。

　A　構成元素の種類は少ないが，化合物の種類は非常に多い。

　B　可燃性の化合物が多く，完全燃焼すると，二酸化炭素などを生じる。

　C　無機化合物に比べて，融点と沸点が高い。

　D　多くは共有結合からなり，非電解質であるものが多い。

　E　無機化合物の反応よりも反応速度が遅く，加熱や触媒を必要とするものが多い。

問2　$\boxed{22}$　アルケン**X**に臭素を付加させたところ，アルケン**X**の2.9倍の分子量をもつ生成物が得られた。アルケン**X**の分子式として適切なものを，次の**A～E**のうちから**1つ**選べ。

　A　C_3H_6　　　**B**　C_4H_8　　　**C**　C_5H_{10}　　　**D**　C_6H_{12}　　　**E**　C_7H_{14}

問3　$\boxed{23}$　分子式$C_5H_{12}O$で表されるアルコールには，8種類の構造異性体が存在する。これらのうち，次の**ア～ウ**のいずれにも**当てはまらないもの**を，下の**A～H**のうちから**1つ**選べ。

　ア　酸化すると，アルデヒドが生じる。

　イ　ヨードホルム反応を示す。

　ウ　分子内脱水反応により生じるアルケンには，シス－トランス異性体が存在する。

A　$CH_3CH_2CH_2CH_2CH_2-OH$

B
$$CH_3CH_2CH_2\overset{\displaystyle OH}{\underset{\displaystyle |}{C}}HCH_3$$

C
$$CH_3CH_2\overset{\displaystyle OH}{\underset{\displaystyle |}{C}}HCH_2CH_3$$

D
$$CH_3\overset{\displaystyle OH}{\underset{\displaystyle |}{C}}CH_2CH_3 \\ \underset{\displaystyle CH_3}{|}$$

E
$$CH_3\overset{\displaystyle OH}{\underset{\displaystyle |}{C}}HCHCH_3 \\ \underset{\displaystyle CH_3}{|}$$

F
$$CH_3CHCH_2CH_2-OH \\ \underset{\displaystyle CH_3}{|}$$

G
$$CH_3\overset{\displaystyle CH_3}{\underset{\displaystyle |}{C}}CH_2-OH \\ \underset{\displaystyle CH_3}{|}$$

H
$$CH_3CH_2CHCH_2-OH \\ \underset{\displaystyle CH_3}{|}$$

問4 ┃ 24 ┃ アニリン，安息香酸，フェノールをジエチルエーテルに溶かした混合溶液を，次の図に従って分離した。ア～ウに当てはまる化合物の組合せとして適切なものを，下のA～Fのうちから1つ選べ。

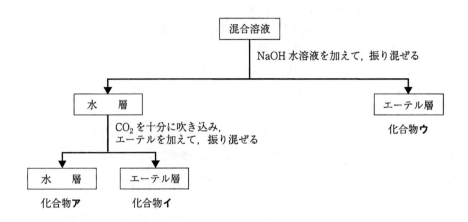

	ア	イ	ウ
A	アニリン	安息香酸	フェノール
B	アニリン	フェノール	安息香酸
C	安息香酸	アニリン	フェノール
D	安息香酸	フェノール	アニリン
E	フェノール	アニリン	安息香酸
F	フェノール	安息香酸	アニリン

問5 ┃ 25 ┃ 芳香族炭化水素に関する次の記述A～Eのうちから，適切なものを1つ選べ。

A ベンゼンに塩素を十分に反応させて得られる生成物には，防虫剤として用いられる無色の結晶がある。

B キシレンに濃硝酸と濃硫酸の混合物を作用させると，爆薬として用いられるTNTの結晶が得られる。

C ベンゼン分子はC＝C結合を含むため，付加反応により他の原子や原子団が結合しやすい。

D アニリンは昇華性のある無色の結晶で，合成樹脂や染料などの原料に用いられる。

E ベンゼンに紫外線をあてながら水素を作用させると，シクロヘキサンを生じる。

英　語

解答

2年度

I

〔解答〕

問1

1　B　　2　A　　3　B　　4　B

問2

5　C　　6　C　　7　D　　8　D

〔出題者が求めたポイント〕

問1

1　vital[ai] / vision[i] / violet[ai] / vice[ai]
2　pleasure[e] / clean[i:] / stream[i:] / peach[i:]
3　road[ou] / abroad[ɔː] / coat[ou] / boat[ou]
4　attach[tʃ] / chorus[k] / church[tʃ] / chilly[tʃ]

問2

5　cár-rot / cóm-fort / per-cént / dís-trict
6　or-gán-ic / to-géth-er / ác-tu-al / for-gét-ful
7　sus-pénd / oc-cúr / be-liéve / ó-cean
8　pol-i-tí-cian / ec-o-nóm-ics / pho-to-gráph-ic / ín-ter-est-ing

II

〔解答〕

問1

9　D	10　B	11　B	12　C
13　A	14　D	15　A	16　C

問2

17　C	18　B
19　C	20　G
21　A	22　E
23　C	24　A

〔出題者が求めたポイント〕

問1

[9]　仮定法過去完了の文なので、帰結節（主節）は、助動詞過去形 + have + Vp.p. になる。
[10]　keep in touch「連絡を取り続ける」。
[11]　look into「調べる」。look after「世話をする」。take after「似ている」。take care は take care of なら可。
[12]　one after another「相次いで」。
[13]　talking は、talking about なら可。
[14]　alphabetical order「アルファベット順」。
[15]　ought to = should。ought to have Vp.p.「〜すべきだった」。
[16]　News を修飾する同格名詞節の that が正解。

問2　略

〔問題文訳〕

問1

[9]　彼は一生懸命働いていたら失敗しなかっただろう。
[10]　私たちは何年もメールで連絡を取り合っている。
[11]　両親は私に、彼らのハワイ旅行中犬の世話をするよう頼んできた。
[12]　先週も同様の事故が相次いだ。
[13]　メアリーと私は、良い解決策を見つけるべくその問題について話し合っている。
[14]　英語の辞書にはふつう単語がアルファベット順で載っている。
[15]　君が悪かったのだから、彼女に謝るべきだったのに。
[16]　外国人観光客が増えているというニュースが入った。

問2

正解の英文

(1)　It is very (difficult to earn the respect of your customers if you aren't wearing a suit).
(2)　In the afternoon, you can (feel the warmth of the sun on your face).
(3)　Thirty percent of (those who were present gave their approval to the project).
(4)　Tom (would often make others angry with his words or actions).

III

〔解答〕

問1　A　　問2　B　　問3　B　　問4　C
問5　A　　問6　B　　問7　C　　問8　A

〔出題者が求めたポイント〕

問1　absolutely「まったく」。understandably「理解できるように」。justly「構成に」。normally「正常に」。
問2　wake up「目が覚める」の過去形は、woke up となる。
問3　my whole body feels sore「体中が痛く感じる」。
問4　this year「今年」。
問5　設問訳「インフルエンザの予防接種を受けるのに最適な時期はいつか？」
選択肢訳
A. インフルエンザの季節前。
B. インフルエンザの季節中。
C. インフルエンザの季節後。
D. 決してない。
問6　設問訳「インフルエンザの予防接種の費用についてリアムはどう感じているか？」
選択肢訳
A. 彼は安いと思っている。
B. 彼は高いと思っています。
C. 彼は料金を払いたがっている。

D．彼は、ケイトリンが自分のために払ってくれることを望んでいる。

問7　設問訳「リアムはケイトリンからどのようなアドバイスを受けたか？」
選択肢訳
A．彼女は彼が家に帰るべきだと言った。
B．彼女は彼がすぐにインフルエンザの予防接種を受けるべきだと思った。
C．彼女は彼が医者に診てもらうことを提案した。

問8　設問訳「リアムの問題は何か？」
選択肢訳
A．彼は熱があって咳が出ている。
B．彼は疲れていてお腹がすいている。
C．彼は借金をしている。
D．彼は気分がよくなった。

〔全訳〕
二人の人がオフィスでインフルエンザの話をしている。

ケイトリン：こんにちは、リアム。どうしたの？　だいぶお疲れのようね。気分は大丈夫？
リアム：実は、本当にひどい気分でね。昨夜はよく眠れず、今朝は喉が痛くて目が覚めたんだ。
ケイトリン：それはいけないわね。熱はあるの？
リアム：幸いなことに、熱はわずかなんだ。測ったら37.2度だったんだけど、咳が出て体中が痛いんだ。
ケイトリン：そういう症状なら、インフルエンザにかかってるかもね。今年はインフルエンザの予防接種受けた？
リアム：いや、受けなかった。忙しくて病院に行けなかったし、保険に入っていないから高額な診療費を払わなければならないんだ。薬が効かないこともあると聞いたよ。
ケイトリン：インフルエンザの種類は毎年少しずつ変化するから、そうなることもあるけど、普通はインフルエンザの予防接種を受ければ、病状の問題は減るのよ。それに、具合が悪い期間も短くなる。時間とお金をちょっと投資するだけの価値はあるわ。
リアム：じゃあ、今日インフルエンザの予防接種を受けに行こうかな？
ケイトリン：そうね、病気になってしまったら、予防接種はあまり意味ないかもね。大抵の人はインフルエンザ・シーズンが始まるちょっと前に予防接種を受けるのよ。でも、とにかく病院に行ったほうがいいかもね。お医者さんが具合を良くする薬をくれるから。必ずマスクをして行ってね。他にも病気の人がいるから。

Ⅳ

〔解答〕
問1　C　　問2　B　　問3　D
問4　A　　問5　A　　問6　D

〔出題者が求めたポイント〕
問1　exist「存在する」。export「輸出する」。exhibit「展示する」。expect「予期する」。
問2　absorb「吸収する」。check out「チェックアウトする」。take in「取り入れる」。look after「世話をする」。make for「寄与する」。
問3　in case of「〜に備えて」。in terms of「〜の観点から」。in contrast to「〜とは対照的に」。in order to「〜するために」は後ろが動詞原形。
問4　engage in「〜に従事する」。
問5　設問訳「博物館を訪れたフランス人の1人は、さまざまな要素の使用を 〜 とらえた」
選択肢訳
A．新しい作品を生み出すことができるので肯定的に
B．多様性が評価されるので肯定的に
C．独創性が失われるので否定的に
D．それを調和させるのが難しいので否定的に
問6　選択肢訳
A．フランスの芸術家は西洋の芸術だけに注意を払った。
B．フランスの芸術家は古代の作品だけに注意を払った。
C．日本人は原作の改良を一種の創作と考えている。
D．日本人は原作の改良を単なる模倣と考えている。

〔全訳〕
　フランスのオルセー美術館には、フィンセント・ファン・ゴッホ、ポール・ゴーギャン、エドゥアール・マネ、クロード・モネなど、世界的に有名な画家の作品が展示されている。ゴッホやゴーギャンの作品には、日本の版画を研究したことがはっきりと表れているものもあり、日本画は彼らの画風の発展に貢献した。また、マネはゴッホの作品同様、『エミール・ゾラの肖像』の背景に浮世絵の作品を生かしている。モネは家に浮世絵を多く所蔵し、自宅の庭の一部に日本的な要素を取り入れていた。彼が日本庭園を創作活動の資源と考えていたことが、テレビ番組で繰り返し報道されている。

　上記すべての画家たちは、いずれも日本画から着想を得ている。この美術館を訪れたフランス人に私がインタビューしたとき、ある人は「非対称の構図や透明感のある明るい色彩など、さまざまな要素を作品に取り入れ、それらを混ぜ合わせることで、斬新なものを生み出した。それはすべての画家が目指すべきものだ」と語った。別の人は、「異なる要素を組み合わせて独自のスタイルを確立するのは素晴らしいことだ」と言った。

　日本人は自分たちのことを、外国の文化を模倣するのが上手な国民だと言う。原作を改良しても、創作ではなく模倣であると控えめに言っている。こうした日本人の謙遜した発言とは対照的に、フランス人は独創的な作品

を改良することを素晴らしい創造的活動と考え、芸術家の才能が開花したと誇らしげに言う。

　最近は情報が氾濫しているので、創造的な活動に従事することは容易ではない。フランス人が指摘しているように、今後の創造的な活動の流れは、外国の文化のユニークな要素を積極的に吸収し、組み合わせていくことになるだろう。日本人は、これが創造的な行為だと公言し始めなければならない。同時に、日本人は外国人の判断に頼るのではなく、自分たちの文化の優れた伝統的価値観を正しく評価し、それを世界と共有する時でもあるのだ。

Ｖ

〔解答〕

39　D

40　E

41　B

42　C

43　J

〔出題者が求めたポイント〕

各段落の冒頭と指示語に注目して、A→D→C→B→E の順を見つける。

〔全訳〕

A

格安航空会社とは、安い航空運賃を提供する航空会社のことだ。これを実現するため、各社は機内食、飲み物、映画などほとんどの機内サービスには追加料金を課している。これらの航空会社の多くは飛行機に座席を追加しているため、列の間隔が狭くなっている。

D

最初の格安航空会社はイギリスで始まり、ニューヨークとロンドンの間を飛んだ。価格は通常の航空会社よりはるかに安く、学生やバックパッカーに人気があった。

C

20世紀の終わりごろ、ヨーロッパのさまざまな都市間の空路には巨大な市場があることに複数の企業が気づき、格安航空会社のビジネスは本格的に拡大した。飛行機に1時間程度乗るだけなら、豪華な座席や無料の手荷物許容量、食事は必要なかった。

B

アジアの航空会社は、欧州における格安航空会社（LCC）の成功に着目し、アジアの大都市を往来する中産階級の需要を満たすため、独自の格安路線の導入を始めた。

E

アジアの空港数の増加もこれを可能にしており、ほとんどの大都市では現在、国際空港のターミナルを増やして、従来の航空会社と格安航空会社の両方に対応している。

化　学

解答

2年度

I

〔解答〕

問1　C
問2　A
問3　E
問4　A
問5　C

〔出題者が求めたポイント〕

身のまわりの化学，元素と単体，イオンの電子配置，分子量・式量

〔解答のプロセス〕

問1　A（正）　アルミニウムは電気の缶詰といわれるほど，製造するときに多くの電気エネルギーを必要とする。

C（誤）　内側→外側　界面活性剤が親水基を外側に，油汚れがくっついた疎水基を内側にしてミセルを形成する。

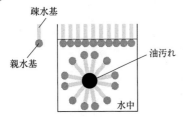

D（正）　ビタミンCは還元剤であって，ほかの食品と一緒にあるときは，自身が先に酸化されることで，その食品の酸化を防ぐ。

E（正）　天然の無機物を高温で処理（焼成）して得られる非金属材料をセラミックスという。セラミックスは用途に応じた形をつくりやすく，絶縁性や耐熱性にすぐれている。

問2　元素は物質の構成成分，単体は一種類の元素からなる物質のことを指す。Aのカルシウムは，骨や歯にリン酸カルシウム $Ca_3(PO_4)_2$ として含まれている。カルシウム自体は，リン酸カルシウムの構成成分の1つであるため単体ではなく元素である。

問3　外気で冷やされた窓ガラスに，室内の暖かい空気が触れることで，空気が冷やされ，空気が含んでいる水蒸気が凝縮して窓ガラスの表面に水となって現れる。

問4　Li^+ は He，Mg^{2+} と O^{2-} は Ne，Br^- は Kr と同じ電子配置をもつ。

問5　イオン結晶や金属のように，分子が存在しない物質では，分子量の代わりに式量が用いられる。

II

〔解答〕

問1　B
問2　D
問3　B
問4　E
問5　B

〔出題者が求めたポイント〕

化学反応の量的関係，物質量，ブレンステッドとローリーによる酸・塩基の定義，金属のイオン化傾向

〔解答のプロセス〕

問1　$NaHCO_3$ の熱分解の化学反応式は次のようになる。

$$2NaHCO_3 \longrightarrow Na_2CO_3 + CO_2 + H_2O$$

標準状態で 0.56L の CO_2 の物質量は，

$$\frac{0.56}{22.4} = 0.025 \, mol$$

化学反応式の係数の比より，$NaHCO_3 : CO_2 = 2 : 1$ で反応する。$NaHCO_3$ のモル質量は 84 g/mol なので，反応した $NaHCO_3$ の質量は，

$$0.025 \times 2 \times 84 = 4.2 \, g$$

よって，ベーキングパウダーに含まれる $NaHCO_3$ の割合は，

$$\frac{4.2}{4.5} \times 100 = 93.3\%$$

問2　Mg のモル質量は 24 g/mol，MgO のモル質量は 40 g/mol なので，2.4 g の Mg は $\frac{2.4}{24} = 0.10 \, mol$ である。化学反応式の係数の比より Mg : MgO = 1 : 1 で反応するため，生成する MgO も 0.10 mol である。つまり，$0.10 \times 40 = 4.0 \, g$ 以上の MgO を生成することはできない。また，MgO 0.10 mol を生成するときに必要な O_2 の物質量は 0.05 mol である。この物質量における標準状態の体積は，$0.05 \times 22.4 = 1.12 \, L$。以上より O_2 が 1.12L 存在するときに MgO は最大の 4.0 g 生成することができる。

問3　ブレンステッドとローリーによる酸・塩基の定義では，「酸は水素イオン H^+ を与える分子・イオンであり，塩基とは，水素イオン H^+ を受け取る分子・イオンである。」B 以外は H^+ を受け取っているため全て塩基としてはたらいている。

問4　希釈前の塩酸のモル濃度を x〔mol/L〕とおく。「H^+ の物質量＝OH^- の物質量」の関係式をつくると，

$$x \times \frac{1}{100} \times \frac{10}{1000} \times 1 = 0.020 \times \frac{15}{1000} \times 1$$

$$x = 3.0 \, mol/L$$

問5　H_2 よりもイオン化傾向が大きな金属は希塩酸や希硫酸と反応して H_2 を発生する。よって，実験 I より金属イが一番イオン化傾向が小さい。また，イオン

化傾向が小さいほうが金属として析出するので，実験
Ⅱよりイオン化傾向は金属ア＞金属ウとなる。

Ⅲ

〔解答〕

問1　B
問2　C
問3　A
問4　E
問5　B

〔出題者が求めたポイント〕

アンモニアの性質，イオンの系統分離，銅の化合物の性質，濃硫酸の性質

〔解答のプロセス〕

問1　化学反応式は次のようになる。
$$2NH_4Cl + Ca(OH)_2 \longrightarrow CaCl_2 + 2H_2O + 2NH_3$$
よって，生成する気体はアンモニアであるので，アンモニアの性質として誤りを含むものを選べばよい。
乾燥剤と気体同士で反応するため，酸性乾燥剤は塩基性の気体，塩基性乾燥剤は酸性の気体を乾燥するのに適さない。同様に，中性乾燥剤である塩化カルシウムはアンモニアと反応するので，アンモニアを乾燥させるのには適さない。

問2　ア　ヨウ素は常温・常圧で固体である。イ　Snは金属元素である。ウ　Kは第4周期の元素で，ほかの元素は第3周期の元素である。

問3　アルカリ金属，アルカリ土類金属は沈殿を生じないので，エはBa^{2+}である。両性金属の水酸化物は，過剰のNaOH水溶液に溶け，Zn^{2+}，Cu^{2+}，Ag^+は過剰のNH_3水に溶ける。よって，アはZn^{2+}で，イはAl^{3+}で，ウはCu^{2+}である。

問4　A（正）　$CuSO_4 \cdot 5H_2O$の青色結晶を150℃以上に加熱すると，水和水をすべて失って，白色粉末状の硫酸銅（Ⅱ）無水塩$CuSO_4$となる。
B（正）　Cu^{2+}を含む水溶液に塩基の水溶液を加えると，$Cu(OH)_2$の青白色沈殿を生じる。
C（正）　$Cu(OH)_2$の沈殿に過剰のアンモニア水を加えると，溶解して深青色の溶液となる。
D（正）　イオン化傾向はFe＞Cuより，Cuが析出する。
E（誤）　白色→黒色　Cu^{2+}を含む水溶液に硫化水素を通じると，CuSの黒色沈殿を生成する。

問5　A　脱水反応　$HCOOH \longrightarrow H_2O + CO$
B　酸化還元反応　$2Ag + 2H_2SO_4$
$\longrightarrow Ag_2SO_4 + 2H_2O + 2SO_2$
C　揮発性の酸の塩に不揮発性の酸を加えて，揮発性の酸を発生させている。
$$NaCl + H_2SO_4 \longrightarrow NaHSO_4 + HCl$$
D　吸湿性　中性・酸性気体の乾燥剤に用いられる。
E　酸化還元反応　$Zn + H_2SO_4 \longrightarrow ZnSO_4 + H_2$

Ⅳ

〔解答〕

問1　D
問2　C
問3　D
問4　D
問5　E

〔出題者が求めたポイント〕

イオン結合の結晶格子，蒸気圧曲線，電気分解，熱化学方程式，ルシャトリエの原理

〔解答のプロセス〕

問1　D（誤）　8個→12　真ん中の黒丸（Na^+）に注目した場合，最短距離に存在する黒丸（Na^+）は12個である。なお，最短距離に存在する異符号のイオン（塩化物イオン○）は6個である。

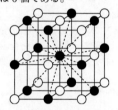

問2　A（正）　与えられた蒸気圧曲線で蒸気圧に対する温度を読み取ると約21℃である。
B（正）　各物質の30℃の蒸気圧を読み取るとジエチルエーテルの蒸気圧が一番大きい。
C（誤）　分子間力が大きい物質程，沸点は高くなる。沸点は，ジエチルエーテル＜エタノール＜水であるので，分子間力もこの順に大きくなる。
D（正）　80℃のエタノールの蒸気圧は約$1.1 \times 10^5 Pa$である。蒸気圧の方が大きいので，エタノールは全て気体で存在する。
E（正）　液体の水が存在するので，蒸気圧が圧力となる。

問3　陰極の質量が増加していることから，次のように，二価の金属イオンA^{2+}が還元されて析出したと考えられる。
$$A^{2+} + 2e^- \longrightarrow A$$
A^{2+}が受け取るe^-の物質量は，
$$\frac{0.25 \times (9 \times 60 + 39)}{9.65 \times 10^4} = 1.5 \times 10^{-3} mol$$
よって，析出する金属Aのモル質量をM〔g/mol〕とおくと，
$$1.5 \times 10^{-3} \times \frac{1}{2} \times M = \frac{48}{1000}$$
$$M = 64 g/mol$$

問4　C（黒鉛）＝C（ダイヤモンド）－1kJ　…①
C（黒鉛）＋O_2（気）＝CO_2（気）＋394kJ　…②
②－①より，
C（ダイヤモンド）＋O_2（気）＝CO_2（気）＋395kJ

問5　NO_2は赤褐色，N_2O_4は無色の気体である。ピストンを素早く押し込むことで，気体が圧縮されるので，

一時的に色が濃くなる。ルシャトリエの原理より圧力を大きくすると，圧力を小さくする(気体の粒子数が少なくなる)方向に平衡が移動するので，右向きに移動し，無色の N_2O_4 が増えるので色は薄くなる。

V

〔解答〕

問1　C
問2　D
問3　D
問4　D
問5　A

〔出題者が求めたポイント〕

有機化合物の特徴，アルコールの性質，ヨードホルム反応，有機化合物の系統分離，芳香族化合物の性質

〔解答のプロセス〕

問2　アルケン X のモル質量を M〔g/mol〕とおくと，このアルケンに臭素が付加した化合物のモル質量は $M+160$〔g/mol〕となる。よって次の関係式が成り立つ。

$$2.9M = M + 160$$
$$M = 84$$

よって，モル質量が 84 のアルケン C_6H_{12} が適する。

問3　酸化するとアルデヒドが生じるアルコールは第一級アルコールである。ヨードホルム反応は，CH_3CO-R の構造や $CH_3CH(OH)-R$ の構造をもつ化合物(R は水素原子または炭化水素基)で反応する。これらにあてはまらないアルコールは次の2種類である。この2種類の化合物をそれぞれ分子内脱水させると，次の化合物が生じる。

C

CH₃-C-C-C-CH₃（H H H / H OH H）　分子内脱水→　CH₃ CH₂-CH₃ の C=C
シス－トランス異性体あり

D

H-C-C-C-C-CH₃（H OH H / H CH₃ H）　分子内脱水→　H H / C=C / H CH₂-CH₃ と CH₃
シス－トランス異性体なし

H-C-C-C-CH₃（H OH H / H CH₃ H）　分子内脱水→　CH₃ CH₃ / C=C / CH₃ H
シス－トランス異性体なし

問4

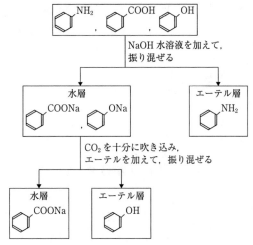

問5　A(正)　クロロベンゼンをさらに塩素化すると，昇華性をもつ p－ジクロロベンゼンが得られる。これは，防虫剤に使用される。

B(誤)　キシレン→トルエン

C(誤)　ベンゼン分子には C=C 結合が存在するが，アルケンとは異なり，付加反応はほとんど進行せずに置換反応が起こりやすい。

D(誤)　アニリンは特有の臭気をもつ無色の液体で存在する。

E(誤)　紫外線→白金またはニッケル触媒　ベンゼンに紫外線を当てながら塩素を作用させると，ヘキサクロロシクロヘキサンを生成する。

2019.11.23　神戸学院大学

「英語・化学」解答用紙

対象学部・学科・専攻

学部	学科	専攻
総合リハビリテーション	理学療法	—
総合リハビリテーション	作業療法	—
栄養	栄養	管理栄養学
栄養	栄養	臨床検査学

フリガナ

氏名

受験番号欄

（受験番号を記入し、その下のマーク欄に一つずつマークしてください）

百万位　十万位　万位　千位　百位　十位　一位

英語（基礎的な適性調査に関する内容）

解答番号　1〜43　解答欄

化学（基礎的な適性調査に関する内容）

解答番号　1〜25　解答欄

この解答用紙は124％に拡大すると、ほぼ実物大になります。

平成31年度

問 題 と 解 説

英　語

問題

（2科目　90分）

31年度

11月24日試験

Ⅰ　各問に答えよ。（16点）

問1　　1　～　4　において，下線部の発音が他と**異なるものを**，それぞれの**A ～ D**のうちから
1つ選べ。

1	A	cost	B	done	C	gone	D	lost

2	A	behave	B	delay	C	garage	D	sale

3	A	group	B	blood	C	country	D	tough

4	A	cheap	B	head	C	meant	D	instead

問2　　5　～　8　において，最も強く読む音節の位置が他と**異なるものを**，それぞれの**A～D**の
うちから**1つ選べ。**

5	A	mod-ern	B	oc-cur	C	po-lite	D	suc-ceed

6	A	al-most	B	no-tice	C	plas-tic	D	un-til

7	A	cab-i-net	B	el-e-ment	C	um-brel-la	D	u-su-al

8	A	ad-van-tage	B	in-dus-try	C	op-po-site	D	sep-a-rate

Ⅱ 各問に答えよ。(32点)

問1 9 ～ 16 において，空所を満たすのに最も適切なものを，それぞれの**A**～**D**のうちから1つ選べ。

9 You can rely [　　] your adviser if you are in trouble.

A for **B** in **C** on **D** with

10 Hanako still thought [　　] Kobe as her home.

A into **B** of **C** out **D** at

11 My company [　　] much importance on advertising.

A deals **B** imposes **C** places **D** supplies

12 Death is not an [　　] topic for dinner table conversations.

A accept **B** acceptable **C** acceptance **D** accepting

13 We need someone [　　] when we feel depressed.

A talking about **B** talking with

C to talk for **D** to talk to

14 I can't find my cellphone. I must [　　] it behind at the coffee shop.

A be leaving **B** be left

C have left **D** leave

15 Can you see the man [　　] wife is from Japan?

A which **B** who **C** whom **D** whose

16 "May I help you with our new dresses?" "No, thank you. I'm just [　　]."

A looking **B** seeing **C** touching **D** watching

問2 ☐17☐ ～ ☐24☐ 次の日本文の意味を表すように(1)～(4)それぞれの**A～G**を最も適切な順序に並べかえたとき，**3番目**と**5番目**にくるものを選べ。

(1) 彼女が駅に着いたとき，列車はすでに出ていました。

The train ☐ ☐ ☐17☐ ☐ ☐18☐ ☐ ☐ station.

A at   B arrived   C departed   D had already

E when   F she   G the

(2) チャリティーコンサートは今度の日曜日に行われることになっています。

The charity ☐ ☐ ☐19☐ ☐ ☐20☐ ☐ ☐ .

A be   B concert   C held   D next

E is   F Sunday   G to

(3) その主演女優は実際の年齢よりもずっと若く見えます。

The leading actress ☐ ☐ ☐21☐ ☐ ☐22☐ ☐ ☐ .

A is   B looks   C much   D she

E than   F really   G younger

(4) その男性のフランス語は通じませんでした。

The ☐ ☐ ☐23☐ ☐ ☐24☐ ☐ ☐ .

A couldn't   B French   C himself   D in

E make   F man   G understood

Ⅲ 次の会話文を読んで，各問に答えよ。(18点)

Michael is sending a package at the post office.

Postal clerk : Yes, sir.　What can I do ア you today?

　　　Michael : I want to send a package to my brother in Australia.

Postal clerk : Certainly.　First, let's weigh it to イ an idea of the cost.　Hmm, it's a little
over three kilograms.　What's in the package?

　　　Michael : I am sending him some pecan nuts from here in Georgia.　He can't buy them so
easily in Australia, and they are not as fresh as the nuts we have here.

Postal clerk : Are the nuts still in the shell, or have they been <u>shelled</u>?
　　　　　　　　　　　　　　　　　　　　　　　　　　　　　　　　(ウ)

　　　Michael : They are still in the shell.　That is when they are freshest and most delicious.

Postal clerk : I'm really sorry, but I'm afraid you can't send these to Australia.　Australia has
strict postal regulations, and nuts can only be sent if they have been removed from
the shell.　There are also special regulations regarding raw nuts that only allow
them to be sent if they are in a package that is lighter than two kilograms.

　　　Michael : So, if I take them out of the shell and put them in a package weighing less than two
kilograms, they will be OK?

Postal clerk : I'm afraid not.　They need to be vacuum sealed, which is normally done at the
factory where they are processed.　It wouldn't be practical for you to do this
yourself.　I suggest you just buy him a smaller package of nuts that have been
removed from the shell before they were packaged.　You should be able to find
pecans without shells at stores here in the area, and if not you could just send him
some almonds from California or some other product.

　　　Michael : Thanks for your advice and suggestions.　I will try to find a package of pecans
without shells, and if I can't I will need to consider what he would like best.　It is a
birthday present, so I want it to be エ .　He has been in Australia for a long
time, and this year I would like to give him a taste of America as a present.　He hasn't
been back home for many years, and I think he would appreciate something he
enjoyed here as a young boy.

問1 25 空所 ア を満たすのに最も適切なものを，A～Dのうちから1つ選べ。
　A　at　　　　　　　B　for　　　　　　C　in　　　　　　D　on

問2 26 空所 イ を満たすのに最も適切なものを，A～Dのうちから1つ選べ。
　A　be　　　　　　　B　concern　　　　C　get　　　　　D　throw

問3　| 27 |　下線部（**ウ**）の意味に最も近いものを，**A〜D**のうちから**1つ**選べ。

　　A　eaten
　　B　placed in a package
　　C　put in the shell
　　D　removed from the shell

問4　| 28 |　空所 | **エ** | を満たすのに最も適切なものを，**A〜D**のうちから**1つ**選べ。

　　A　boring
　　B　ordinary
　　C　special
　　D　terrible

問5　| 29 |　マイケルが小包をオーストラリアに送ることのできなかった理由の**1つ**を，**A〜D**のうちから選べ。

　　A　ナッツが殻に入ったままだったから。
　　B　小包に正しい住所が書かれていなかったから。
　　C　オーストラリアがどんな種類のナッツも，郵送することを許可していないから。
　　D　マイケルが必要な切手を買えるだけのお金を持っていなかったから。

問6　| 30 |　郵便局員が生のナッツに関して言っていることを，**A〜D**のうちから**1つ**選べ。

　　A　生のナッツは真空包装で郵送する場合，殻つきでなければならない。
　　B　郵便局員は生のペカン・ナッツよりも生のアーモンドの方が好きだ。
　　C　アメリカの生のナッツはオーストラリアのものよりもずっとおいしい。
　　D　生のナッツはオーストラリアに郵送する場合，2キロよりも軽い小包にしなければならない。

問7　| 31 |　What is one of the solutions Michael initially proposes to the postal clerk to deal with the problem of sending the package?

　　A　Michael indicates he will send almonds instead of pecans to his brother.
　　B　Michael indicates he will send a package of nuts that weighs less than two kilograms.
　　C　Michael indicates he will use a vacuum sealed bag to send the nuts.
　　D　Michael indicates he will use a larger package.

問8　| 32 |　What solution does the postal clerk propose to deal with the problem of sending the package?

　　A　Michael should buy a small package of pecan nuts without shells.
　　B　Michael should use a larger package.
　　C　Michael should pack almonds in a vacuum sealed container on his own.
　　D　Michael should send his brother a package from a post office in California.

Ⅳ　次の英文を読んで，各問に答えよ。(19点)

　　When your pet cat comes home and stands at your feet ［　ア　］ *meow*, you are likely to understand this message as relating to that immediate time and place.　If you ask your cat where it has been and what it was up to, you'll probably get the same *meow* response.　Animal communication seems to be designed exclusively for this moment, here and now.　It cannot effectively be used to relate events ［　イ　］.　When your dog says *GRRR*, it means *GRRR, right now*, because dogs don't seem to be capable of communicating *GRRR, last night, over in the park*.　In contrast, human language users are normally capable of producing messages equivalent to *GRRR, last night, over in the park*, and then going on to say *In fact, I'll be going back tomorrow for some more*.　Humans can refer to past and future time. This property of human language is called displacement.　It allows language users to talk about things and events not present in the immediate environment.　Animal communication is generally considered to ［　ウ　］ this property.

　　We could look at bee communication as a small exception because it seems to have some version of displacement.　For example, when a honeybee finds a source of nectar and returns to the beehive, it can perform a complex dance routine to communicate to the other bees the location of this nectar.　［　エ　］ the type of dance (round dance for nearby and tail-wagging dance, with variable tempo, for further away), the other bees can work out where this newly discovered feast can be found.　Certainly, the bee can direct other bees to a food source.　However, it must be the most recent food source.　It cannot be *that delicious rose bush on the other side of town that we visited last weekend*, nor can it be, as far as we know, future nectar in bee heaven.
　　　　　　　　　　　　　　　　　　　　　　　　　　　(オ)

　　(注)　nectar：花の蜜　　　　beehive：蜂の巣
　　　　　tail-wagging dance：（ミツバチの）尻振りダンス

　　　　　　　　　　　George Yule (2010) *The Study of Language* (4th edition) を参考に作成

問1　［33］　空所 ［　ア　］ を満たすのに最も適切なものを，A〜Dのうちから1つ選べ。
　　A　call　　　　　　　B　calling　　　　　C　called　　　　　D　calls

問2　［34］　空所 ［　イ　］ を満たすのに最も適切なものを，A〜Dのうちから1つ選べ。
　　A　that happened before in the place where there were no animals
　　B　that are taking place at the present time
　　C　that are far removed in time and place
　　D　that your cat said

問3 35 空所 **ウ** を満たすのに最も適切なものを，**A〜D**のうちから**1つ**選べ。

    A buy   **B** gain   **C** lack   **D** regard

問4 36 空所 **エ** を満たすのに最も適切なものを，**A〜D**のうちから**1つ**選べ。

    A Although   **B** Depending on   **C** Even   **D** Regards

問5 37 下線部（**オ**）の意味に最も近いものを，**A〜D**のうちから**1つ**選べ。

    A また，我々が知る限り，近い将来ミツバチの楽園で見つかる花の蜜でもない。

    B また，我々が知る限り，近い将来ミツバチの楽園で見つかる花の蜜のことである。

    C また，我々が知らない，ミツバチの楽園にあるとされる花の蜜のことである。

    D また，近い将来，ミツバチの楽園で我々が知らない花の蜜が見つかるであろう。

問6 38 本文の内容に合致するものを，**A〜D**のうちから**1つ**選べ。

    A 猫は，目の前で起きていること以外も伝達する手段を持っている。

    B 犬は，一日前のことを思い出して「グルルル」と唸ることがあるようだ。

    C 人間は，過去や未来のことについて伝えられるという点で動物とは異なる。

    D ミツバチは，近い将来に花の蜜がみつかる場所を予測することができる。

Ⅴ　以下の**A〜Eの英文は，本来はAの部分から始まる**一つのまとまった文章だが，設問のために**B〜E
は順番がばらばらになっている。B〜Eを正しく並べ替えたとき，**設問　**39**　〜　**43**　に該当する
記号を答えよ。なお，次に続くものがなく，それ自身が文章の最後である場合には，**J**をマークせよ。(15点)

39	Aの次に続くもの
40	Bの次に続くもの
41	Cの次に続くもの
42	Dの次に続くもの
43	Eの次に続くもの

A　Many people who are thinking about getting a pet dog decide to get a puppy.　There are many reasons why people get puppies.　After all, puppies are cute, friendly, and playful.　But even though puppies make good pets, there are good reasons why you should consider getting an adult dog instead.

B　Puppies also have a lot of energy and want to play all of the time.　This can be fun, but you might not want to play as much as your puppy does.　Puppies will not always sleep through the night or let you relax as you watch television.

C　On the other hand, when you get an adult dog, there is a good chance that it will already be housebroken and know how to walk on a leash.　Most adult dogs will also not jump on or chew things that you do not want them to jump on or chew.

D　In contrast, most adult dogs will wait for a time when you want to play.　What is more, they will sleep when you are sleeping and are happy to watch television on the couch right beside you.

E　When you get a puppy, you have to teach it how to behave.　You have to make sure that the puppy is housebroken, which means that it does not go to the bathroom inside the house. You have to teach the puppy not to jump up on your guests or chew on your shoes.　You have to train the puppy to walk on a special rope called a leash.　This is a lot of work.

http://www.englishforeveryone.org/PDFs/Level_5_Passage_3.pdf を参考に作成

化　学

問題

（2科目　90分）

$$\boxed{\text{11月24日試験}}$$

31年度

次の$\boxed{\text{I}}$～$\boxed{\text{V}}$の各設問の解答を，指示に従ってそれぞれの解答群（**A**，**B**，**C**，…）のうちから選んで解答用紙にマークせよ。

必要があれば，定数および原子量は次の値を用いよ。標準状態は，0℃，1.0×10^5 Pa とする。なお，問題文中の体積の単位記号Lは，リットルを表す。

（定　数）気体定数　　　　$R = 8.3 \times 10^3$ Pa·L/(K·mol)

ファラデー定数　$F = 9.65 \times 10^4$ C/mol

アボガドロ定数　$N_A = 6.0 \times 10^{23}$/mol

（原子量）

H 1.0	He 4.0	C 12	N 14	O 16	F 19	Ne 20
Na 23	Mg 24	Al 27	S 32	Cl 35.5	K 39	Ar 40
Ca 40	Mn 55	Fe 56	Cu 64	Zn 65	Br 80	Ag 108
I 127	Ba 137	Pb 207				

$\boxed{\text{I}}$　次の**問1**～**問5**に答えよ。（20点）

問1　$\boxed{1}$　次の**A**～**E**のうちから，固有の融点と沸点をもつ物質の組合せとして最も適切なものを1つ選べ。

A 空気, 酸素　　**B** 食酢, 日本酒　　　**C** エタノール, 石油

D 海水, 牛乳　　**E** メタン, 赤リン

問2　$\boxed{2}$　次の物質の組合せ**A**～**E**のうちから，互いに同素体であるものを1つ選べ。

A O_2, O_3　　**B** ^{12}C, ^{13}C　　**C** 鉛, 亜鉛　　**D** 黄銅, 白銅　　**E** 水, 氷

問3　$\boxed{3}$　次の**A**～**E**のうちから，無機物質と有機化合物の組合せとして最も適切なものを1つ選べ。

A 尿素, エタノール　　　**B** 水素, 塩化水素　　**C** アンモニア, 水

D 炭酸ナトリウム, メタン　　**E** 酢酸, ベンゼン

問4　$\boxed{4}$　原子の構造に関する次の記述**A**～**E**のうちから，最も適切なものを1つ選べ。

A 水素を除く原子の原子核は陽子と中性子からなり，正の電荷をもつ。

B 原子において原子番号は陽子と中性子の数の和である。

C 質量数とは原子に含まれる陽子，中性子および電子の数の総和である。

D 陽子の質量は中性子に比べて極めて小さい。

E 質量数が同じで，陽子の数だけが異なる原子を互いに同位体という。

問5　　5　　次のA～Eのうちから，典型金属元素の組合せとして最も適切なものを1つ選べ。

　　A　Ag, Al　　　B　Mg, Mn　　　C　Sn, Sr　　　D　Cu, Cr　　　E　Pt, Pb

Ⅱ　次の**問1**～**問5**に答えよ。（20点）

問1　<u>6</u>　次の記述**A**～**E**のうちから，質量保存の法則に関する記述として最も適切なものを**1つ**選べ。

　　A　同じ体積で，同じ圧力・温度の気体中には，同数の分子が含まれている。

　　B　気体のみが関係する化学反応では，同温・同圧のもと反応に関わる気体の体積は簡単な整数比となる。

　　C　化学反応に関わる物質の質量の総和は，反応の前後で変化しない。

　　D　化合物を構成する成分元素の質量比は，その化合物の生成方法によらず，常に一定である。

　　E　物質を構成する元素は，固有の質量と大きさをもつ原子からなる。

問2　<u>7</u>　次の**A**～**E**のうちから，標準状態で 112 mL の窒素 N_2 の質量〔g〕または物質量〔mol〕として正しいものを**1つ**選べ。

　　A　140 g　　　**B**　0.014 g　　　**C**　5.0 mol　　　**D**　0.14 mol　　　**E**　0.0050 mol

問3　<u>8</u>　次の化学反応式**A**～**E**のうちから，下線で示した物質が塩基としてはたらいているものを**1つ**選べ。

　　A　NH_3　　+　<u>H_2O</u>　$\longrightarrow$　NH_4^+　　+　OH^-

　　B　HCO_3^-　+　<u>HCl</u>　$\longrightarrow$　CO_2　　+　Cl^-　　+　H_2O

　　C　CO_3^{2-}　+　<u>H_2O</u>　$\longrightarrow$　HCO_3^-　+　OH^-

　　D　HCl　　+　<u>H_2O</u>　$\longrightarrow$　H_3O^+　+　Cl^-

　　E　<u>HSO_4^-</u>　+　H_2O　$\longrightarrow$　SO_4^{2-}　+　H_3O^+

問4　<u>9</u>　次の**A**～**E**のうちから，一般に酸化剤として用いられる物質を**1つ**選べ。

　　A　希リン酸　　　　　　**B**　濃塩酸　　　　　　**C**　硫化水素

　　D　シュウ酸　　　　　　**E**　二クロム酸カリウム

問5　<u>10</u>　ある1価の酸の水溶液（pH 3.0）を10 mL とり，0.10 mol/L の水酸化ナトリウム水溶液で中和滴定したところ，5.0 mL を要した。次の**A**～**F**のうちから，この酸の電離度に最も近い数値を**1つ**選べ。

　　A　0.040　　**B**　0.030　　**C**　0.020　　**D**　0.0040　　**E**　0.0030　　**F**　0.0020

III 次の**問1〜問5**に答えよ。（20点）

問1 11 炭素とケイ素の単体と化合物に関する次の記述**A〜E**のうちから，最も適切なものを**1つ**選べ。

A ケイ素は，単体として岩石や鉱物などに多く存在する。

B ケイ酸ナトリウムに水を加えて熱すると，光ファイバーが得られる。

C 石英や水晶として天然に存在する二酸化ケイ素は，水に溶けて水ガラスになる。

D 一酸化炭素は，酢酸を塩基と加熱すると得られる。

E ダイヤモンドは共有結合の結晶であり，電気伝導性がない。

問2 12 身の回りの物質や製品に関する次の記述**A〜E**のうちから，**誤っているもの**を**1つ**選べ。

A 焼きセッコウに水を加えると，発熱しながら膨張し，セッコウになって硬化するため，建築材料や医療用ギプスなどに用いられる。

B 塩素系漂白剤は，次亜塩素酸の強い還元力を利用している。

C ケイ素の結晶は，金属と非金属の中間の電気伝導性を示す。

D 鉄をスズでめっきしたブリキは，錆びにくい。

E アルミニウムと銅，マグネシウムなどから作った合金はジュラルミンと呼ばれ，航空機の機体などに利用される。

問3 13 ハロゲンの単体と化合物に関する次の記述**A〜F**のうちから，**誤っているもの**を**1つ**選べ。

A フッ素は，最も酸化力が強い。

B 塩素は，水に少し溶けて塩化水素と次亜塩素酸を生成する。

C 臭素は，臭化カリウム水溶液に塩化水素を通じると生成する。

D ヨウ素は，常温で黒紫色固体である。

E 塩化水素は，水に溶けて強酸性を示す。

F 臭化水素酸は，フッ化水素酸より酸性が強い。

問4 14 希塩酸を加えると水素を発生するが，水酸化ナトリウム水溶液を加えても水素を発生しない元素の単体はどれか。次の**A〜F**のうちから，最も適切なものを**1つ**選べ。

A Mg B Al C Zn D Sn E Ag F Cu

問5　　15　　亜鉛イオン，銀イオン，銅（II）イオンの水溶液に，それぞれ過剰のアンモニア水を加え
て生じる錯イオンの立体構造はどれか。次の組合せ**A**～**F**のうちから，最も適切なものを**1つ**選べ。

	亜鉛の錯イオン	銀の錯イオン	銅（II）の錯イオン
A	直線形	正方形	正四面体形
B	直線形	正四面体形	正方形
C	正方形	正四面体形	直線形
D	正方形	直線形	正四面体形
E	正四面体形	直線形	正方形
F	正四面体形	正方形	直線形

Ⅳ　次の**問1**〜**問5**に答えよ。（20点）

問1　　16　　次の図に示す変化**A**〜**E**のうちから，理想気体に当てはまるものを**1つ**選べ。ただし，図の縦軸に用いた記号 P，V，T，n はそれぞれ，気体の圧力，体積，絶対温度，物質量を示す。

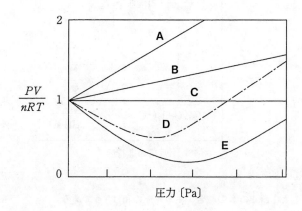

問2　　17　　次の物質**A**〜**F**のうちから，分子結晶を**形成しないもの**を**1つ**選べ。

A 水　　　　　　**B** 二酸化ケイ素　　　**C** 二酸化炭素

D ナフタレン　　**E** ブドウ糖　　　　　**F** エタノール

問3 ☐18 次の反応の進行度とエネルギーの関連図に関する記述として，下の**A**〜**E**のうちから**誤っているもの**を1つ選べ。

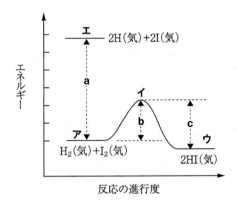

A 1 mol の H_2 と 1 mol の I_2 の結合エネルギーの和は，**a** である。

B 1 mol ずつの H_2 と I_2 が反応して 2 mol の HI を生成すると，（**c − b**）のエネルギーを熱として放出する。

C 状態**エ**は，H_2（気） ＋ I_2（気） ⟶ 2 HI（気）の反応の活性化状態である。

D **c**は，2 HI（気） ⟶ H_2（気） ＋ I_2（気）の反応に必要な活性化エネルギーである。

E 白金を触媒として用いた場合，状態**イ**のエネルギーは下がるが，状態**ア**と状態**ウ**のエネルギーは変わらない。

問4 ☐19 次の図のように容器1に 1.2×10^5 Pa の窒素を，容器2にある量の酸素を入れてから，一定温度でコックを開き，気体を完全に混合したところ，窒素と酸素の分圧の比は3：1になった。混合前の容器2の酸素の圧力〔Pa〕に最も近い数値を，下の**A**〜**F**のうちから1つ選べ。ただし，コック部分の体積は無視できるものとする。

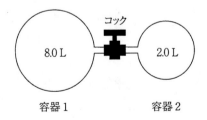

8.0 L　容器1

2.0 L　容器2

A 0.40×10^5 **B** 1.2×10^5 **C** 1.6×10^5

D 3.2×10^5 **E** 6.4×10^5 **F** 9.6×10^5

問5 ☐20 次の図は，電解液にリン酸水溶液を用いた水素－酸素燃料電池の模式図である。電極 X に，毎分一定量の水素を通じたとき，10 分間の放電により，9.65×10^7 C の電気量が得られた。通じた水素は，標準状態で毎分何 L か。最も近い数値を，下の**A〜F**のうちから**1つ**選べ。ただし，通じた水素のうち，平均して 40％の水素が反応したとする。

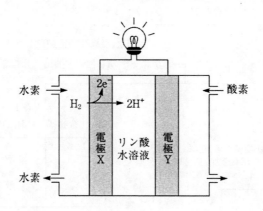

A 1.1×10^3 **B** 2.8×10^3 **C** 5.6×10^3

D 1.1×10^4 **E** 2.8×10^4 **F** 5.6×10^4

Ⅴ 次の文を読み，**問1～問5**に答えよ。（20点）

分子式 $C_{16}H_{22}O_4$ で表される芳香族エステル化合物**ア**を用いて次の操作を行い，**ア**の構造を決定した。

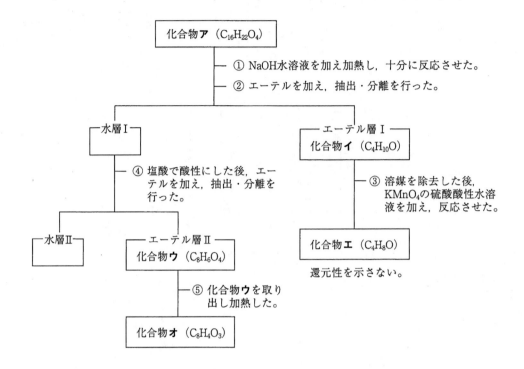

- 化合物**ア** （$C_{16}H_{22}O_4$）
  - ① NaOH水溶液を加え加熱し，十分に反応させた。
  - ② エーテルを加え，抽出・分離を行った。

- 水層Ⅰ
  - ④ 塩酸で酸性にした後，エーテルを加え，抽出・分離を行った。

- エーテル層Ⅰ
  - 化合物**イ** （$C_4H_{10}O$）
  - ③ 溶媒を除去した後，$KMnO_4$の硫酸酸性水溶液を加え，反応させた。
  - 化合物**エ** （C_4H_8O）
  - 還元性を示さない。

- 水層Ⅱ

- エーテル層Ⅱ
  - 化合物**ウ** （$C_8H_6O_4$）
  - ⑤ 化合物**ウ**を取り出し加熱した。
  - 化合物**オ** （$C_8H_4O_3$）

問1 　21　 化合物**ア**に当てはまる構造式を，次の**A**～**I**のうちから**1つ**選べ。

A

B

C

D

E

F

G

H

I

問2 　22　 ①の反応，②の抽出に用いる器具および上層溶液の組合せとして最も適切なものを，次の**A**～**H**のうちから**1つ**選べ。

	①の反応	②の抽出に用いる器具	②の抽出における上層溶液
A	酸化反応	ビーカー	エーテル層
B	酸化反応	ビーカー	水層
C	酸化反応	分液ろうと	エーテル層
D	酸化反応	分液ろうと	水層
E	加水分解反応	ビーカー	エーテル層
F	加水分解反応	ビーカー	水層
G	加水分解反応	分液ろうと	エーテル層
H	加水分解反応	分液ろうと	水層

問3 | 23 | 化合物**イ**の構造異性体のうち，過マンガン酸カリウムと反応してカルボン酸を生成するものは何種類あるか。次の**A～F**のうちから，正しいものを**1つ**選べ。

A 1　　B 2　　C 3　　D 4　　E 5　　F 6

問4 | 24 | 化合物**ウ**に関する記述**A～E**のうちから，**誤っているもの**を**1つ**選べ。

A 2価のカルボン酸である。

B 同じ官能基をもち，その位置だけが異なる構造異性体が他に2種類ある。

C 飽和炭酸水素ナトリウム水溶液に加えると，泡を出しながら溶ける。

D p‐キシレンに過マンガン酸カリウムの硫酸酸性水溶液を反応させると得られる。

E 濃硫酸を触媒として用い，メタノールと反応させると，エステルを生じる。

問5 | 25 | 次の記述**A～E**のうちから，**誤っているもの**を**1つ**選べ。

A 化合物**イ**は，第二級アルコールである。

B 化合物**エ**は，ヨウ素および水酸化ナトリウム水溶液と反応すると黄色沈殿を生成する。

C 化合物**エ**は，化合物**イ**より沸点が低い。

D 化合物**オ**は，酸無水物である。

E ⑤の反応は，酸化反応である。

英　語

解答

31年度

Ⅰ
〔解答〕
問1　1　B　　2　C　　3　A　　4　A
問2　5　A　　6　D　　7　C　　8　A
〔出題者が求めたポイント〕
問1
1　cost[ɔː] / done[ʌ] / gone[ɔː] / lost[ɔː]
2　behave[ei] / delay[ei] / garage[aː] / sale[ei]
3　group[uː] / blood[ʌ] / country[ʌ] / tough[ʌ]
4　cheap[iː] / head[e] / meant[e] / instead[e]
問2
5　mód-ern / oc-cúr / po-líte / suc-céed
6　ál-most / nó-tice / plás-tic / un-tíl
7　cáb-i-net / él-e-ment / um-brél-la / ú-su-al
8　ad-ván-tage / ín-dus-try / óp-po-site / sép-a-rate

Ⅱ
〔解答〕
問1　9　C　　10　B　　11　C　　12　B
　　　13　D　　14　C　　15　D　　16　A
問2　17　E　　18　B
　　　19　G　　20　C
　　　21　G　　22　D
　　　23　E　　24　G
〔出題者が求めたポイント〕
問1
9　rely on ～「～に頼る」。
10　think of A as B「A を B と見なす」。
11　place importance on ～「～を重視する」。
12　acceptable「好ましい、容認できる」。topic を修飾する形容詞が正解。
13　someone to talk to「話しかける（相手の）人」
14　must have Vp.p.「～したに違いない」。
15　the man whose wife is from Japan「その妻が日本出身のあの男」。
16　I'm just looking.「見てるだけ（買うつもりはない）」。
問2　略
〔問題文訳〕
問1
9　困ったら、あなたはアドバイザーに頼ることができる。
10　花子はまだ神戸を自分の故郷だと見なしていた。
11　私の会社は宣伝を重視している。
12　死は、夕食の席において好ましい話題ではない。
13　気が重いときには、話しかける人が必要だ。
14　携帯が見つからない。私はそれをコーヒーショップに置き忘れたに違いない。
15　奥さんが日本出身のあの男が見えますか。

16　「新しいドレスをご試着されますか」「いいえ、結構です。見ているだけです」
問2
　正解の英文
⑴　The train (had already departed when she arrived at the) station.
⑵　The charity (concert is to be held next Sunday).
⑶　The leading actress (looks much younger than she really is).
⑷　The (man couldn't make himself understood in French).

Ⅲ
〔解答〕
問1　B　　問2　C　　問3　D　　問4　C
問5　A　　問6　D　　問7　B　　問8　A
〔出題者が求めたポイント〕
問1　What can I do for you today?「あなたのために私は今日何ができますか」が直訳。
問2　get an idea of the cost「費用に関する考えを得る」が直訳。
問3　動詞の shell には、「殻から取り出す」という意味がある。
問4　「誕生日にあげたいもの」だから「特別なもの」が正解。
問5　郵便局員の第4発話に、nuts can only be sent if they have been removed from the shell とある。
問6　郵便局員の第4発話に、There are also special regulations regarding raw nuts that only allow them to be sent if they are in a package that is lighter than two kilograms とある。
問7　設問訳「小包を送る問題を扱うために、マイケルが最初に郵便局員に提案した解決策のひとつは何か」
　選択肢訳
　A　マイケルは、ペカンの代わりにアーモンドを兄に送るつもりだと示唆した。
　B　マイケルは、2キログラム以下のナッツの小包を送るつもりだと示唆した。←マイケルの第4発話に一致
　C　マイケルは、ナッツを送るのに真空パックの袋を使うつもりだと示唆した。
　D　マイケルは、より大きい包みを使うつもりだと示唆した。
問8　設問訳「小包を送る問題を扱うために、郵便局員はどんな解決策を提案したか」
　選択肢訳
　A　マイケルは、殻なしペカンナッツの小さい包みを買うべきだ。←郵便局員の第5発話に一致
　B　マイケルは、より大きい包みを使うべきだ。

　C　マイケルは、自分で真空パックの容器の中にアーモンドを入れるべきだ。
　D　マイケルは、カリフォルニアの郵便局から兄に小包を送るべきだ。

〔全訳〕

マイケルは郵便局に荷物を送ります。

郵便局員：はい、お客様。今日のご用件は何でしょうか。

マイケル：オーストラリアの兄に荷物を送りたいのですが。

郵便局員：かしこまりました。まず、費用を見るために重さをはかりましょう。うーん、３キログラムを少し超えていますね。パッケージには何が入っていますか。

マイケル：ここジョージア産のペカンナッツを送るつもりです。オーストラリアではあまり簡単に買えないのです。しかも、我々がここで入手するナッツほど新鮮ではありません。

郵便局員：ナッツはまだ殻つきですか、それとも殻をむいたものですか。

マイケル：まだ殻がついています。その方が新鮮で一番おいしいからです。

郵便局員：本当に申し訳ないですが、残念ながらこれをオーストラリアに送ることができません。オーストラリアには厳格な郵便規制があり、ナッツは殻をむいた場合にのみ送ることができるのです。また、それが２キログラムより軽い包みに入っている場合にのみ郵送を許可する、生ナッツに関する特別な規制もあるのです。

マイケル：それでは、殻をむいて２キログラム以下の包みに入れれば大丈夫でしょうか。

郵便局員：いいえ。真空パックされる必要があり、それは通常、加工工場で行われることです。これをご自身でされるのは現実的ではないと思います。包装前に殻を取り除いたナッツの、より小さい包みを彼に買ってあげることをお勧めします。この地域の店で殻なしペカンを見つけることができるはずです、さもなければ、カリフォルニア産のアーモンドか他の製品を彼に送ってあげることはできるでしょう。

マイケル：アドバイスや提案をありがとう。殻なしペカンの包みを見つけることにします。そして、もし見つからなければ、彼が一番欲しいと思うものを考える必要がありますね。誕生日プレゼントなので、特別なものであってほしいのです。彼はオーストラリアに長い間滞在しているので、今年はプレゼントとしてアメリカ的なものを彼にあげようと思います。彼は長年家に帰っていません。だから、彼が少年の頃ここで楽しんだ何かをありがたく思うだろうと、私は考えるのです。

Ⅳ

〔解答〕

問１　B　　問２　C　　問３　C

問４　B　　問５　A　　問６　C

〔出題者が求めたポイント〕

問１　分詞構文が入るので、calling が正解。

問２

問３　文脈から、「～を欠く」の lack が正解。

問４　Although は接続詞、Even は副詞、Regards は名詞、いずれも文構造上入らない。Depending on ～「～によって」。構造的にも意味的にも入る。

問５　nor can it be は、否定語の nor が文頭に出たため、it と can が入れ替わる倒置が起きている。as far as we know「我々が知る限り」

問６　動物は今ここのことのみを伝達しないが、人間は過去や未来、遠い場所のことも伝達できる、という文章全体の論旨から C を選ぶ。

〔全訳〕

あなたのペットの猫が家に帰ってきて、「ニャー」と鳴き声を上げてあなたの足元に立つとき、あなたはこの猫のメッセージを、目の前の時と場所に関するものだと理解するだろう。あなたが猫に、どこにいて何をしていたのかを尋ねても、あなたはたぶん同じ「ニャー」という反応を得るだろう。動物のコミュニケーションは、この瞬間、今ここだけのために意図されているようだ。それは、時と場所において遠く離れた出来事を述べるためには効果的に使えない。あなたの犬が「グルルル」と言うとき、それは「今この瞬間のグルルル」を意味する。なぜなら犬は、「昨夜の、向こうの公園でのグルルル」を伝えることができないからだ。一方、人間の言語の使い手は、通常、「昨夜の、向こうの公園でのグルルル」に相当するメッセージを作ることができ、さらに、「実は、明日戻ってもう少しやるつもりだ」と言うこともできる。人間は過去と未来の時に言及することができるのだ。人間の言語のこの特性は、ディスプレイスメント（移動現象）と呼ばれる。このおかげで、言語の使い手は、目前の環境には存在しないことや出来事について話すことができる。動物のコミュニケーションは一般にこの性質を欠くと考えられている。

　ミツバチのコミュニケーションは、ある種のディスプレイスメントがあるように見えるので、小さな例外と見なすことができる。例えば、ミツバチは蜜の供給源を見つけて巣箱に戻ったとき、他のミツバチにこの蜜のありかを知らせるために、複雑な一連のダンスを踊ることができる。踊りの種類（近くを示す回るダンスや、遠くを示す様々なテンポの尻尾を振るダンス）によって、他のミツバチは新しく発見されたごちそうを見つける場所が分かるのだ。確かに、ミツバチは他のミツバチを食料源に向かわせることができる。しかし、それは最新の食料源でなければならない。それは、「先週末に訪れた、町の反対側にあるあのおいしいバラの茂みではない」。また、我々が知る限り、近い将来ミツバチの楽園で見つかる花の蜜でもない。

V

〔解答〕

39　E　　40　D　　41　B　　42　J　　43　C

〔出題者が求めたポイント〕

※子犬と大人の犬の対比が2回(E→CとB→D)あることに注目する。

A「子犬よりも大人の犬を飼った方がよい」
　↓
E「子犬をしつけるのが大変な例」
　↓
C「大人の犬はすでにしつけられている」
　↓
B「子犬はエネルギーがあり、飼い主を疲れさせる」
　↓
D「大人の犬はおとなしいので、飼い主は楽だ」

〔全訳〕

A

ペットの犬を飼うことを考えている人の多くは、子犬を飼う決断をする。人が子犬を飼う理由はたくさんある。結局のところ、子犬はかわいいし、フレンドリーだし、そして遊び好きだ。しかし、たとえ子犬が良いペットになるとしても、代わりに大人の犬を飼うことを考えるべき十分な理由がある。

E

子犬を手に入れると、あなたはお行儀を教える必要がある。子犬がよくしつけられていること、つまり子犬が家の中のトイレには行かないことを確認する必要がある。お客に飛び乗ったり、あなたの靴に噛みついたりしないように子犬を教える必要がある。首縄と呼ばれる特別なロープにつないで歩くように子犬を訓練する必要がある。これは大変な作業だ。

C

一方、大人の犬を飼っているときは、すでによくしつけられている可能性があり、首縄を付けて歩く方法も知っている可能性が十分ある。また、ほとんどの大人の犬は、飛び乗ったり噛んだりして欲しくないものに飛び乗ったり噛んだりしない。

B

子犬はまた、多大のエネルギーがあり、常に遊びたがる。これは楽しいこともあるが、あなたは子犬が欲するほど遊びたくないかも知れない。子犬は常に一晩中寝ているわけでもないし、あなたがテレビを見ている間、常にあなたを寛がせてくれるわけでもない。

D

対照的に、大人の犬の多くは、あなたが遊びたいと思う時間を待ってくれるだろう。さらに、彼らはあなたが眠っているときに眠り、あなたのすぐ横のソファで、喜んでテレビを見てくれる。

化　学

解答

31年度

I

〔解答〕

問1①E　問2②A　問3③D　問4④A　問5⑤C

〔出題者が求めたポイント〕

物質の構成

〔解答のプロセス〕

問1①　純物質には固有の融点，沸点があるが，混合物には固有の融点，沸点はない。設問の物質のうち混合物は空気，食酢，日本酒，石油，海水，牛乳である。

問2②　同素体は同じ元素の単体で構造，性質の異なるもの同士で，酸素 O_2 とオゾン O_3 が該当する。Bは同位体，Cは別の元素の単体，Dは合金，Eは同じ化合物で三態の異なるもの　である。

問3③　A,Eともに有機化合物　　B,Cともに無機物質　　D 炭酸ナトリウムは無機化合物，メタンは有機化合物

問4④　A 正　水素以外の原子の原子核は陽子と中性子から成るが，水素の大部分を占める ^1H には中性子はない。　B 原子番号は陽子の数　　C 質量数は陽子と中性子の数の和である。　D 陽子と中性子の質量はほぼ同じである。　E 同位体ではない。別の元素である。

問5⑤　設問中の元素のうち典型元素は Al(13族)，Mg(2族)，Sn(14族)，Sr(2族)，Pb(14族)で，他は遷移元素である。

II

〔解答〕

問1⑥C　問2⑦E　問3⑧D　問4⑨E　問5⑩C

〔出題者が求めたポイント〕

化学の基礎法則，物質量，酸・塩基，酸化剤

〔解答のプロセス〕

問1⑥　Aはアボガドロの法則，Bは気体反応の法則，Cは質量保存の法則，Dは定比例の法則，Eはドルトンの原子説　を述べている。よってCが正。

問2⑦　標準状態で112mL の窒素は

$$\frac{112\,\text{mL}}{22400\,\text{mL/mol}} = 0.00500\,\text{mol}$$

その質量は　$28\,\text{g/mol} \times 0.00500\,\text{mol} = 0.14\,\text{g}$

よってEが正

問3⑧　H^+ を与える物質が酸，H^+ を受け取る物質が塩基なので H^+ の移動の方向を考える。

A　$H_2O \longrightarrow NH_3$　　　H_2O は酸

B　$HCl \longrightarrow HCO_3^-$　　　HCl は酸

C　$H_2O \longrightarrow CO_3^{2-}$　　　H_2O は酸

D　$HCl \longrightarrow H_2O$　　　H_2O は塩基　…正

E　$HSO_4^- \longrightarrow H_2O$　　　HSO_4^- は酸

問4⑨　A,B 酸化剤でも還元剤でもない。

C,D 還元剤

$$H_2S \longrightarrow S + 2H^+ + 2e^-$$

$$(COOH)_2 \longrightarrow 2CO_2 + 2H^+ + 2e^-$$

E 酸化剤である。

$$Cr_2O_7^{2-} + 14H^+ + 6e^- \longrightarrow 2Cr^{3+} + 7H_2O$$

問5⑩　ある酸の濃度を x〔mol/L〕とすると，中和の関係　酸の物質量×価数＝塩基の物質量×価数　より

$$x\,\text{〔mol/L〕} \times \frac{10}{1000}\,\text{L} \times 1 = 0.10\,\text{mol/L} \times \frac{5.0}{1000}\,\text{L} \times 1$$

$$x = 0.050\,\text{mol/L}$$

pH 3.0 $\Rightarrow [H^+] = 1.0 \times 10^{-3}\,\text{mol/L}$

酸の電離による $[H^+] = cn\alpha$

$$= 0.050\,\text{mol/L} \times 1(価) \times \alpha$$

$$= 1.0 \times 10^{-3}\,\text{mol/L}$$

$$\alpha = 0.020$$

III

〔解答〕

問1⑪E　問2⑫B　問3⑬C　問4⑭A　問5⑮E

〔出題者が求めたポイント〕

無機物質

〔解答のプロセス〕

問1⑪　A 単体としては天然に存在しない。

B 光ファイバーは二酸化ケイ素。

C 二酸化ケイ素は水に溶けない。水ガラスの成分はケイ酸ナトリウム。

D 酢酸と塩基 $\longrightarrow$ ギ酸と濃硫酸　　E 正

問2⑫　A 正

$$CaSO_4 \cdot \frac{1}{2}H_2O + \frac{3}{2}H_2O \longrightarrow CaSO_4 \cdot 2H_2O$$

B 誤り　還元力 $\longrightarrow$ 酸化力

$$HClO + H^+ + 2e^- \longrightarrow Cl^- + H_2O$$

C 正　半導体という。　D 正　　E 正

問3⑬　A 正　酸化力の順は，$F_2 > Cl_2 > Br_2 > I_2$

B 正　$Cl_2 + H_2O \rightleftarrows HCl + HClO$

C 誤り　塩化水素 $\longrightarrow$ 塩素　塩化水素では反応しない。

$$2KBr + Cl_2 \longrightarrow 2KCl + Br_2$$

D 正

E, F 正　HF は弱酸，HCl, HBr, HI は強酸。

問4⑭　Mg が該当　$Mg + 2HCl \longrightarrow MgCl_2 + H_2$

NaOH には溶けない。

Al, Zn, Sn は両性金属で，塩酸にも水酸化ナトリウムにも溶ける。Ag と Cu はどちらにも溶けない。

問5⑮　一般に2配位の錯イオンは直線形，4配位の錯イオンは正四面体形，6配位の錯イオンは正八面体形であり，$[Zn(NH_3)_4]^{2+}$ は正四面体形，$[Ag(NH_3)_2]^+$ は直線形である。$[Cu(NH_3)_4]^{2+}$ は4配位であるが，他と異なり正方形である。Eが正。

Ⅳ

〔解答〕

問1 ⓰ C　問2 ⓱ B　問3 ⓲ C　問4 ⓳ C　問5 ⓴ B

〔出題者が求めたポイント〕

気体，結晶，化学反応とエネルギー，燃料電池

〔解答のプロセス〕

問1 ⓰　理想気体は分子の体積がなく分子間に分子間力が働かない気体なので，気体の状態方程式に厳密に従い，PV/nRT の値は常に1である。Cが正。

問2 ⓱　A，C，D，E，Fは分子から成る物質で結晶は分子結晶であるが，Bの二酸化ケイ素 SiO_2 には分子がなく，結晶は共有結合結晶である。Bが正。

問3 ⓲　A 正　　B 正　$c-b$ は H_2(気)＋I_2(気)と 2HI(気)とのエネルギー差で反応熱を示している。
C 誤り　活性化状態は H_2，I_2 と HI とが結合した中間の状態(イ)で，原子に分かれた状態(エ)ではない。
D 正　　E 正

問4 ⓳　混合前の容器2の圧力を x〔Pa〕，混合後の窒素と酸素の分圧を p_1〔Pa〕，p_2〔Pa〕とすると，ボイルの法則より

$$1.2 \times 10^5 \text{〔Pa〕} \times 8.0\text{L} = p_1\text{〔Pa〕} \times 10.0\text{L} \quad \cdots ①$$
$$x\text{〔Pa〕} \times 2.0\text{L} = p_2\text{〔Pa〕} \times 10.0\text{L} \quad \cdots ②$$

$\dfrac{①}{②}$ より，$\dfrac{1.2 \times 10^5 \times 4}{x} = \dfrac{p_1}{p_2}$

$p_1 : p_2 = 3 : 1$ であるから

$$x\text{〔Pa〕} = \frac{1.2 \times 10^5 \text{Pa} \times 4}{3} = 1.6 \times 10^5 \text{〔Pa〕}$$

問5 ⓴　$H_2 \longrightarrow 2H^+ + 2e^-$

1分間に x〔L〕の H_2 が流れると10分間には $10x$〔L〕で，$\dfrac{10x}{22.4}$〔mol〕。1mol の H_2 が反応すると 2mol の e^- が流れるから，流れた e^- は，$\dfrac{10x}{22.4} \times 2 \times \dfrac{40}{100}$ mol。

これをクーロンに換算すると

$$9.65 \times 10^4 \text{C/mol} \times \frac{10x}{22.4} \times 2 \times \frac{40}{100} \text{mol} = 9.65 \times 10^7 \text{C}$$

$x = 2800 \fallingdotseq 2.8 \times 10^3$〔L/min〕

Ⅴ

〔解答〕

問1 ㉑ C　問2 ㉒ G　問3 ㉓ B　問4 ㉔ D　問5 ㉕ E

〔出題者が求めたポイント〕

有機化合物の推定，反応

〔解答のプロセス〕

問1 ㉑　エステル(ア)を加水分解して得られる化合物(イ)は分子式よりアルコール C_4H_9OH である。よって化合物(ウ)はカルボン酸で，加熱により H_2O がとれているから2価カルボン酸 $C_6H_4(COOH)_2$。よってエステル(ア)は $C_6H_4(COOC_4H_9)_2$，分子式 $C_{16}H_{22}O_4$ で題意と合致する。

化合物(ウ)は容易に脱水するから，オルト二置換体の

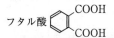

フタル酸

化合物(イ)を酸化して得られる化合物(エ)は還元性を示さないのでケトンで，炭素数よりエチルメチルケトン $CH_3CH_2COCH_3$(分子式 C_4H_8O)，化合物(イ)は酸化によりケトンを生じるから第二級アルコールの2-ブタノール $CH_3CH_2CH(OH)CH_3$，従って化合物(ア)はフタル酸と2-ブタノールのジエステル。

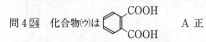

となる。

問2 ㉒　①エステルの加水分解反応である。
②分離している2液を分けるには分液ろうとを用いる。このときジエチルエーテルの密度は水より小さい（$0.71\,\text{g/cm}^3$）のでエーテル層は上，水層は下になる。よってGが正。

問3 ㉓　化合物(イ)(分子式 $C_4H_{10}O$)にはアルコール4種類，エーテル3種類の構造異性体があり，酸化されてカルボン酸になるのは第一級アルコールの2種類(次式a, c)である。

C_4H_9OH の構造異性体

(a) $CH_3-CH_2-CH_2-CH_2-OH$

(b) $CH_3-CH_2-CH(OH)-CH_3$

(c) CH₃ と CH₃-CH-CH₂-OH

(d) $CH_3-\underset{\underset{OH}{|}}{\overset{\overset{CH_3}{|}}{C}}-CH_3$

(b)は第二級アルコールで酸化によりケトンになる…化合物(イ)

(d)は第三級アルコールで，酸化されない。

問4 ㉔　化合物(ウ)は〔フタル酸構造〕　A 正

B 正　メタ二置換体とパラ二置換体の2種

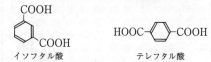

イソフタル酸　　　テレフタル酸

C 正　カルボン酸は炭酸より強い酸である。
$RCOOH + NaHCO_3 \longrightarrow RCOONa + H_2O + CO_2$

D 誤　テレフタル酸が生じる。　　E 正

問5 ㉕　A 正　　B 正　CH_3CO-構造があり反応する。

$CH_3COCH_2CH_3 + 3I_2 + 4NaOH$
$\longrightarrow CHI_3 + CH_3CH_2COONa + 3NaI + 3H_2O$
ヨードホルム

C 正　アルコールは $-OH$ の部分で水素結合をするので沸点が高くなる。

D 正　酸無水物の無水フタル酸である。

〔無水フタル酸生成式〕　(ウ) → (オ) ＋ H_2O

E 誤　酸化 → 分子内脱水。

2018.11.24　神戸学院大学

「英語・化学」解答用紙

対象学部・学科

学部	学科
薬 学 部	薬 学 科

フリガナ

氏　名

受　験　番　号　欄

（受験番号を記入し、その下のマーク欄にマークしてください）

百万位	十万位	万位	千位	百位	十位	一位
①	①	①	①	①	①	①
②	②	②	②	②	②	②
③	③	③	③	③	③	③
④	④	④	④	④	④	④
⑤	⑤	⑤	⑤	⑤	⑤	⑤
⑥	⑥	⑥	⑥	⑥	⑥	⑥
⑦	⑦	⑦	⑦	⑦	⑦	⑦
⑧	⑧	⑧	⑧	⑧	⑧	⑧
⑨	⑨	⑨	⑨	⑨	⑨	⑨
⑩	⑩	⑩	⑩	⑩	⑩	⑩

欠席者マーク　○　← 監督者記入

（5150）

英語（基礎的な適性調査に関する内容）

解答番号	解答欄
1	Ⓐ Ⓑ Ⓒ Ⓓ Ⓔ Ⓕ Ⓖ Ⓗ Ⓘ Ⓙ
2	Ⓐ Ⓑ Ⓒ Ⓓ Ⓔ Ⓕ Ⓖ Ⓗ Ⓘ Ⓙ
3	Ⓐ Ⓑ Ⓒ Ⓓ Ⓔ Ⓕ Ⓖ Ⓗ Ⓘ Ⓙ
4	Ⓐ Ⓑ Ⓒ Ⓓ Ⓔ Ⓕ Ⓖ Ⓗ Ⓘ Ⓙ
5	Ⓐ Ⓑ Ⓒ Ⓓ Ⓔ Ⓕ Ⓖ Ⓗ Ⓘ Ⓙ
6	Ⓐ Ⓑ Ⓒ Ⓓ Ⓔ Ⓕ Ⓖ Ⓗ Ⓘ Ⓙ
7	Ⓐ Ⓑ Ⓒ Ⓓ Ⓔ Ⓕ Ⓖ Ⓗ Ⓘ Ⓙ
8	Ⓐ Ⓑ Ⓒ Ⓓ Ⓔ Ⓕ Ⓖ Ⓗ Ⓘ Ⓙ
9	Ⓐ Ⓑ Ⓒ Ⓓ Ⓔ Ⓕ Ⓖ Ⓗ Ⓘ Ⓙ
10	Ⓐ Ⓑ Ⓒ Ⓓ Ⓔ Ⓕ Ⓖ Ⓗ Ⓘ Ⓙ
11	Ⓐ Ⓑ Ⓒ Ⓓ Ⓔ Ⓕ Ⓖ Ⓗ Ⓘ Ⓙ
12	Ⓐ Ⓑ Ⓒ Ⓓ Ⓔ Ⓕ Ⓖ Ⓗ Ⓘ Ⓙ
13	Ⓐ Ⓑ Ⓒ Ⓓ Ⓔ Ⓕ Ⓖ Ⓗ Ⓘ Ⓙ
14	Ⓐ Ⓑ Ⓒ Ⓓ Ⓔ Ⓕ Ⓖ Ⓗ Ⓘ Ⓙ
15	Ⓐ Ⓑ Ⓒ Ⓓ Ⓔ Ⓕ Ⓖ Ⓗ Ⓘ Ⓙ

解答番号	解答欄
16	Ⓐ Ⓑ Ⓒ Ⓓ Ⓔ Ⓕ Ⓖ Ⓗ Ⓘ Ⓙ
17	Ⓐ Ⓑ Ⓒ Ⓓ Ⓔ Ⓕ Ⓖ Ⓗ Ⓘ Ⓙ
18	Ⓐ Ⓑ Ⓒ Ⓓ Ⓔ Ⓕ Ⓖ Ⓗ Ⓘ Ⓙ
19	Ⓐ Ⓑ Ⓒ Ⓓ Ⓔ Ⓕ Ⓖ Ⓗ Ⓘ Ⓙ
20	Ⓐ Ⓑ Ⓒ Ⓓ Ⓔ Ⓕ Ⓖ Ⓗ Ⓘ Ⓙ
21	Ⓐ Ⓑ Ⓒ Ⓓ Ⓔ Ⓕ Ⓖ Ⓗ Ⓘ Ⓙ
22	Ⓐ Ⓑ Ⓒ Ⓓ Ⓔ Ⓕ Ⓖ Ⓗ Ⓘ Ⓙ
23	Ⓐ Ⓑ Ⓒ Ⓓ Ⓔ Ⓕ Ⓖ Ⓗ Ⓘ Ⓙ
24	Ⓐ Ⓑ Ⓒ Ⓓ Ⓔ Ⓕ Ⓖ Ⓗ Ⓘ Ⓙ
25	Ⓐ Ⓑ Ⓒ Ⓓ Ⓔ Ⓕ Ⓖ Ⓗ Ⓘ Ⓙ
26	Ⓐ Ⓑ Ⓒ Ⓓ Ⓔ Ⓕ Ⓖ Ⓗ Ⓘ Ⓙ
27	Ⓐ Ⓑ Ⓒ Ⓓ Ⓔ Ⓕ Ⓖ Ⓗ Ⓘ Ⓙ
28	Ⓐ Ⓑ Ⓒ Ⓓ Ⓔ Ⓕ Ⓖ Ⓗ Ⓘ Ⓙ
29	Ⓐ Ⓑ Ⓒ Ⓓ Ⓔ Ⓕ Ⓖ Ⓗ Ⓘ Ⓙ
30	Ⓐ Ⓑ Ⓒ Ⓓ Ⓔ Ⓕ Ⓖ Ⓗ Ⓘ Ⓙ

解答番号	解答欄
31	Ⓐ Ⓑ Ⓒ Ⓓ Ⓔ Ⓕ Ⓖ Ⓗ Ⓘ Ⓙ
32	Ⓐ Ⓑ Ⓒ Ⓓ Ⓔ Ⓕ Ⓖ Ⓗ Ⓘ Ⓙ
33	Ⓐ Ⓑ Ⓒ Ⓓ Ⓔ Ⓕ Ⓖ Ⓗ Ⓘ Ⓙ
34	Ⓐ Ⓑ Ⓒ Ⓓ Ⓔ Ⓕ Ⓖ Ⓗ Ⓘ Ⓙ
35	Ⓐ Ⓑ Ⓒ Ⓓ Ⓔ Ⓕ Ⓖ Ⓗ Ⓘ Ⓙ
36	Ⓐ Ⓑ Ⓒ Ⓓ Ⓔ Ⓕ Ⓖ Ⓗ Ⓘ Ⓙ
37	Ⓐ Ⓑ Ⓒ Ⓓ Ⓔ Ⓕ Ⓖ Ⓗ Ⓘ Ⓙ
38	Ⓐ Ⓑ Ⓒ Ⓓ Ⓔ Ⓕ Ⓖ Ⓗ Ⓘ Ⓙ
39	Ⓐ Ⓑ Ⓒ Ⓓ Ⓔ Ⓕ Ⓖ Ⓗ Ⓘ Ⓙ
40	Ⓐ Ⓑ Ⓒ Ⓓ Ⓔ Ⓕ Ⓖ Ⓗ Ⓘ Ⓙ
41	Ⓐ Ⓑ Ⓒ Ⓓ Ⓔ Ⓕ Ⓖ Ⓗ Ⓘ Ⓙ
42	Ⓐ Ⓑ Ⓒ Ⓓ Ⓔ Ⓕ Ⓖ Ⓗ Ⓘ Ⓙ
43	Ⓐ Ⓑ Ⓒ Ⓓ Ⓔ Ⓕ Ⓖ Ⓗ Ⓘ Ⓙ

化学（基礎的な適性調査に関する内容）

解答番号	解答欄
1	Ⓐ Ⓑ Ⓒ Ⓓ Ⓔ Ⓕ Ⓖ Ⓗ Ⓘ Ⓙ
2	Ⓐ Ⓑ Ⓒ Ⓓ Ⓔ Ⓕ Ⓖ Ⓗ Ⓘ Ⓙ
3	Ⓐ Ⓑ Ⓒ Ⓓ Ⓔ Ⓕ Ⓖ Ⓗ Ⓘ Ⓙ
4	Ⓐ Ⓑ Ⓒ Ⓓ Ⓔ Ⓕ Ⓖ Ⓗ Ⓘ Ⓙ
5	Ⓐ Ⓑ Ⓒ Ⓓ Ⓔ Ⓕ Ⓖ Ⓗ Ⓘ Ⓙ
6	Ⓐ Ⓑ Ⓒ Ⓓ Ⓔ Ⓕ Ⓖ Ⓗ Ⓘ Ⓙ
7	Ⓐ Ⓑ Ⓒ Ⓓ Ⓔ Ⓕ Ⓖ Ⓗ Ⓘ Ⓙ
8	Ⓐ Ⓑ Ⓒ Ⓓ Ⓔ Ⓕ Ⓖ Ⓗ Ⓘ Ⓙ
9	Ⓐ Ⓑ Ⓒ Ⓓ Ⓔ Ⓕ Ⓖ Ⓗ Ⓘ Ⓙ
10	Ⓐ Ⓑ Ⓒ Ⓓ Ⓔ Ⓕ Ⓖ Ⓗ Ⓘ Ⓙ
11	Ⓐ Ⓑ Ⓒ Ⓓ Ⓔ Ⓕ Ⓖ Ⓗ Ⓘ Ⓙ
12	Ⓐ Ⓑ Ⓒ Ⓓ Ⓔ Ⓕ Ⓖ Ⓗ Ⓘ Ⓙ
13	Ⓐ Ⓑ Ⓒ Ⓓ Ⓔ Ⓕ Ⓖ Ⓗ Ⓘ Ⓙ

解答番号	解答欄
14	Ⓐ Ⓑ Ⓒ Ⓓ Ⓔ Ⓕ Ⓖ Ⓗ Ⓘ Ⓙ
15	Ⓐ Ⓑ Ⓒ Ⓓ Ⓔ Ⓕ Ⓖ Ⓗ Ⓘ Ⓙ
16	Ⓐ Ⓑ Ⓒ Ⓓ Ⓔ Ⓕ Ⓖ Ⓗ Ⓘ Ⓙ
17	Ⓐ Ⓑ Ⓒ Ⓓ Ⓔ Ⓕ Ⓖ Ⓗ Ⓘ Ⓙ
18	Ⓐ Ⓑ Ⓒ Ⓓ Ⓔ Ⓕ Ⓖ Ⓗ Ⓘ Ⓙ
19	Ⓐ Ⓑ Ⓒ Ⓓ Ⓔ Ⓕ Ⓖ Ⓗ Ⓘ Ⓙ
20	Ⓐ Ⓑ Ⓒ Ⓓ Ⓔ Ⓕ Ⓖ Ⓗ Ⓘ Ⓙ
21	Ⓐ Ⓑ Ⓒ Ⓓ Ⓔ Ⓕ Ⓖ Ⓗ Ⓘ Ⓙ
22	Ⓐ Ⓑ Ⓒ Ⓓ Ⓔ Ⓕ Ⓖ Ⓗ Ⓘ Ⓙ
23	Ⓐ Ⓑ Ⓒ Ⓓ Ⓔ Ⓕ Ⓖ Ⓗ Ⓘ Ⓙ
24	Ⓐ Ⓑ Ⓒ Ⓓ Ⓔ Ⓕ Ⓖ Ⓗ Ⓘ Ⓙ
25	Ⓐ Ⓑ Ⓒ Ⓓ Ⓔ Ⓕ Ⓖ Ⓗ Ⓘ Ⓙ

この解答用紙は124％に拡大すると、ほぼ実物大になります

平成30年度

問 題 と 解 説

英　語

問題

11月25日試験

30年度

Ｉ　各問に答えよ。（16点）

問1　1〜4において，下線部の発音が他と**異なるもの**を，それぞれの**A〜D**のうちから**1つ**選べ。

1　**A** grows　　　**B** knows　　　**C** tells　　　**D** works

2　**A** progress　　　**B** great　　　**C** giant　　　**D** regret

3　**A** boat　　　**B** abroad　　　**C** float　　　**D** throat

4　**A** defeat　　　**B** cheat　　　**C** sweat　　　**D** wheat

問2　5〜8において，最も強く読む音節の位置が他と**異なるもの**を，それぞれの**A〜D**のうちから**1つ**選べ。

5　**A** cli-mate　　　**B** en-tire　　　**C** ef-fort　　　**D** scis-sors

6　**A** anx-ious　　　**B** con-quer　　　**C** im-age　　　**D** tech-nique

7　**A** at-ten-tion　　　**B** a-chieve-ment　　　**C** rec-om-mend　　　**D** con-clud-ed

8　**A** ex-per-i-ment　　　**B** in-ves-ti-gate　　　**C** con-sid-er-ing　　　**D** nev-er-the-less

Ⅱ　各問に答えよ。(32点)

問1　9 ～ 16 において，空所を満たすのに最も適切なものを，それぞれのA～Dのうちから1つ選べ。

9　The doctor said that the operation wouldn't take long, [　] was true.
A　it　　　B　and　　　C　what　　　D　which

10　The team had to give up because the situation was [　] their control.
A　down　　　B　beyond　　　C　up　　　D　into

11　It [　] that I had made a mistake in my calculation.
A　made out　　　B　took out　　　C　went out　　　D　turned out

12　I wanted to split the bill but John insisted [　] paying.
A　into　　　B　on　　　C　with　　　D　for

13　Who is the boy [　] the game over there?
A　watching　　　B　watched　　　C　watches　　　D　has watched

14　This town is [　] to the construction of a factory.
A　opposed　　　B　against　　　C　favor　　　D　for

15　We hope [　] meet the new girl at the party.
A　on　　　B　at　　　C　for　　　D　to

16　The dog [　] from home.
A　ran away　　　B　run away　　　C　running away　　　D　to run away

問2　17 ～ 24 　次の日本文の意味を表すように(1)～(4)それぞれの**A〜G**を最も適切な順序に並べかえたとき，**3番目**と**5番目**にくるものを選べ。

(1) カレンに私達を手伝ってくれるか尋ねていただけませんか。

Would you ☐ ☐ 17 ☐ 18 ☐ ☐ us out?

A asking 　　**B** if 　　　　**C** Karen 　　　**D** help

E mind 　　**F** would 　　**G** she

(2) 私は運よく，失くした鍵を見つけた。

I was ☐ ☐ 19 ☐ 20 ☐ ☐ lost.

A that I 　　**B** to 　　　**C** lucky 　　　**D** the key

E enough 　　**F** find 　　**G** had

(3) サッカーをしていた若い男達は，とてものどが渇いていた。

The ☐ ☐ 21 ☐ 22 ☐ ☐ .

A who 　　**B** young 　　**C** playing soccer 　　**D** thirsty

E men 　　**F** were 　　**G** were very

(4) 停止するまで，シートベルトを締めて座席に座っていてください。

Please remain ☐ ☐ 23 ☐ 24 ☐ ☐ a stop.

A with 　　**B** until 　　　**C** to 　　　**D** seated

E we come 　　**F** your seatbelt 　　**G** fastened

Ⅲ 次の会話文の空所 25 ～ 32 を満たすのに最も適切なものを，それぞれの**A ～ D**のうちから**1つ**選べ。(16点)

Two women are talking in a coffee shop.

Mayumi : Hello, Noriko!　I haven't seen you since July.　How have you been?

Noriko : Hello, Mayumi.　I've been busy 25 I last saw you.　My family takes a vacation for two weeks every summer in early August, and I made all the travel arrangements this year.

Mayumi : Now I know why you were so busy.　Where did you go?

Noriko : Originally, we wanted to go to Sweden.　Our family has visited southern Europe in the 26 , so this summer I wanted to visit northern Europe.　However, the Japanese yen has been quite 27 recently, so hotels in Sweden seemed expensive.　After doing some research, I realized that central Europe provided better value.

Mayumi : I don't know much about central Europe.　 28 ?

Noriko : Yes, very.　We visited the Czech Republic.　Everyone really enjoyed it and found it fascinating.

Mayumi : The Czech Republic!　Isn't Prague in the Czech Republic?

Noriko : That's right.　We spent most of our time in Prague since there was so much to see and do there.　However, we also wanted to see Vienna, so we took a train to Austria 29 .

Mayumi : I would love to visit Vienna!　Perhaps you can help me plan a trip for my family next year.　I don't know if we can get 30 for two weeks, though.　Do you think we can see both Prague and Vienna if we only have one week of vacation time?

Noriko : 31 .　You just need to plan your trip well.　My 32 is to spend three days in each place.　You will need about one day for travel between the two cities if you use the trains, but you might want to consider flying in order to save time.

Mayumi : That sounds like a good idea.　Thanks a lot!

25	**A** for	**B** while	**C** since	**D** at

26	**A** past	**B** scenery	**C** world	**D** day

27	**A** weak	**B** money	**C** usual	**D** exchange

28	**A** Was it interested	**B** Was it interesting
	C Was it tired	**D** Were you tiring

29		
	A	during the second month of our vacation
	B	during the second time of our vacation
	C	during the second week of our vacation
	D	during the second place of our vacation

30	**A** after	**B** to	**C** their	**D** away

31		
	A No, it's not possible	**B** Yes, of course
	C No, you shouldn't	**D** Yes, you have some

32	**A** advice	**B** wonder	**C** suggest	**D** consider

Ⅳ　次の英文を読んで，各問に答えよ。(21点)

　　__A__　They often invite friends over for a meal, a party, or just for coffee and conversation. Many North Americans have fairly large homes with a large area for parking cars, so it is easy and common to have people over.　It is also cheaper than meeting at a coffee shop or restaurant, and they get to know each other better without the background noise common to a public place.　Here are the kinds of things people say when they invite someone to their home:

"Would you like to come over for dinner Saturday night?"

"Hey, we're having a party on Friday.　__ア__"

　　__B__　To reply to an invitation, either say thank you and accept using a reply such as "Thanks, I'd love to.　What time would you like me to come?" or say you're sorry and give an excuse, such as "Oh, sorry.　I have tickets for a movie."

Sometimes, however, people use expressions that sound like invitations but which are not real invitations.　For example:

"Please come over for a drink sometime."

"Let's get together for lunch soon."

"Why don't you come over and see us sometime soon?"

These are really just polite ways of ending a conversation.　They are not real invitations because they don't mention a specific time or date.　They just show that the person is trying to be friendly.

　　__C__　To reply to expressions like these, people just say "Sure, that would be great!" or "OK, yes, thanks."

　　__D__　So the next time you hear what sounds like an invitation, listen carefully.　Is it a real invitation or is the person just being friendly?

(イ)

Jack C. Richards, Jonathan Hull & Susan Proctor (1990) *Interchange English for International Communication 1* を参考に作成

問1　__33__　空所 __ア__ を満たすのに最も適切なものを，**A〜D**のうちから**1つ**選べ。

A　Can you come?　　　　**B**　Are you sure?

C　Please try one.　　　　**D**　Don't worry about it.

問2　__34__　下線部（**イ**）が意味するものを，**A〜D**のうちから**1つ**選べ。

A　You should say yes.

B　You should try to understand the real meaning.

C　You should invite the other person to your home.

D　You should respond quickly to the invitation.

問3　[35]　本文の内容に**合致しないもの**を，A～Dのうちから**1つ**選べ。

A　招待したくない時でも，まず，相手の都合の良い日時を尋ねる。

B　招待に対しては「ありがとう。何時に行けばいいですか。」などと答える。

C　会話の終わりには「いつか私の家に来ませんか。」と言うこともある。

D　北アメリカでは家は比較的大きいので，人を家に招待するのはかなり一般的である。

問4　[36]　次の文は本文中の空所[A]～[D]のどこにあてはめると最も適切か。A～Dのうちから**1つ**選べ。

People enjoy entertaining at home in Canada and the United States.

問5　[37]・[38]　において本文の内容に合致するように，書き出しに続く最も適切なものを，それぞれのA～Dのうちから**1つ**選べ。

[37]　When a person wants to accept an invitation, he or she might say "＿＿＿＿＿＿＿＿."

A　Sounds happy　　**B**　Sounds polite　　**C**　Sounds busy　　**D**　Sounds good

[38]　When people in America or Canada want to entertain guests, the ＿＿＿＿＿＿＿＿.

A　guests are invited to visit the host's home

B　hosts provide a polite way of ending a conversation

C　hosts do not mention a time or date

D　guests must listen carefully in order to be friendly

Ⅴ　以下の**A～E**の英文は，本来は**Aの部分から始まる**一つのまとまった文章だが，設問のために**B～E**
は順番がばらばらになっている。**B～E**を正しく並べ替えたとき，設問 ┃ **39** ┃ ～ ┃ **43** ┃ に**該当する**
記号を答えよ。なお，次に続くものがなく，それ自身が文章の最後である場合には，**J**をマークせよ。(15点)

39	**A**の次に続くもの
40	**B**の次に続くもの
41	**C**の次に続くもの
42	**D**の次に続くもの
43	**E**の次に続くもの

A　Kent Wilson's alarm clock rings at 5:30 a.m. every morning.　Kent is a dog walker, which
means he gets paid to take other people's dogs for a walk when the owners are at work or on
vacation.

B　Once the dogs have spent an hour playing in the park or on the beach, Kent puts them back
in his van.　He takes each dog home and feeds it, staying until the dog finishes.　Then Kent
picks up another five dogs.　Kent takes 15 dogs for a walk every morning, and it keeps him
quite busy.

C　Kent says "I can usually finish around noon, and then go back home and relax a bit and have
lunch.　I love dogs and I take good care of them, plus I get exercise too.　This job is very
hard work and walking so many dogs keeps me busy from early in the morning, but I love it."

D　After he has breakfast, Kent picks up five dogs from their homes and takes them to the
park in his van.　The dogs run around together, and Kent throws balls for them to chase.
Sometimes he takes them to the beach if the sun is shining.

E　In the evening, Kent will also feed other pets for people when they are away.　"I take care
of all kinds of pets, such as cats, rabbits, mice and fish," says Kent.　Those animals are easier
than dogs, as he doesn't need to take them outside and he can take care of them at night.　"But
I don't have any pets of my own," says Kent.　"I don't have time to look after them!"

Gillian Flaherty, James Bean & Shinichi Harada (2016) Break Away 1 を参考に作成

化　学

問題

30年度

　次の $\boxed{I}$〜$\boxed{IV}$ の各設問の解答を，指示に従ってそれぞれの解答群（**A**，**B**，**C**，…）のうちから選んで解答用紙にマークせよ。

　必要であれば，定数および原子量は次の値を用いよ。標準状態は，0℃，1.0×10^5 Pa とする。なお，問題文中の体積の単位記号Lは，リットルを表す。

（定　数）気体定数　　　　$R = 8.3 \times 10^3$ Pa·L/(K·mol)

　　　　　ファラデー定数　$F = 9.65 \times 10^4$ C/mol

　　　　　アボガドロ定数　$N_A = 6.02 \times 10^{23}$/mol

（原子量）H　1.0　　　He　4.0　　　C　12　　　N　14　　　O　16　　　Na 23　　　Mg 24

　　　　　Al 27　　　S　32　　　Cl 35.5　　　Ar　40　　　K　39　　　Ca 40　　　Mn 55

　　　　　Fe 56　　　Cu 64　　　Zn 65　　　Ag 108　　　Pb 207

$\boxed{I}$　次の**問1**〜**問5**に答えよ。（25点）

　問1　$\boxed{1}$　身のまわりの出来事と，それに関係する反応や変化の組合せとして**誤っているもの**を，次の**A**〜**F**のうちから**1つ**選べ。

	身のまわりの出来事	反応や変化
A	漂白剤を使うと，洗濯物が白くなった。	酸化・還元
B	水にぬれたままの衣服をしばらく着ていたら，身体が冷えた。	蒸発
C	夜空に上がった花火がさまざまな色を示した。	炎色反応
D	衣装ケースの中に入れてあったナフタレンを主成分とする防虫剤が小さくなった。	風解
E	包装の中にシリカゲルが入れてあったので，中の食品が湿らなかった。	吸着
F	炭酸水素ナトリウムを主成分とするベーキングパウダーを用い，オーブンで焼いてケーキをふくらませた。	熱分解

問2 　2　 天然での存在比が 75：25 である ^{35}X と ^{37}X のそれぞれが，^{23}Y と 1：1 の比率で結合して
できる化合物の平均式量に最も近い数値を，次の **A**〜**F** のうちから **1つ** 選べ。ただし，原子の相対質量
は質量数に等しいものとする。

 A 58.0 **B** 58.5 **C** 59.0 **D** 59.5 **E** 60.0 **F** 95.0

問3 　3　 次の図は物質の状態変化を示したものである。図中の①〜③の現象と関連した下の記述
ア〜**ウ** の正誤の組合せとして正しいものを，その下の **A**〜**H** のうちから **1つ** 選べ。

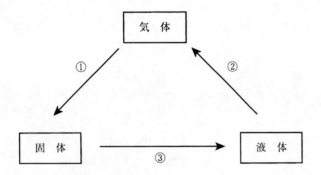

 ア 外が寒いとき，窓ガラスの内側が曇るのは①の現象である。

 イ 洗濯物が乾くのは②の現象である。

 ウ ドライアイスが小さくなるのは③の現象である。

	A	B	C	D	E	F	G	H
ア	正	正	正	正	誤	誤	誤	誤
イ	正	正	誤	誤	正	正	誤	誤
ウ	正	誤	正	誤	正	誤	正	誤

問4 　4　 次の分離操作 **A**〜**E** において，分液ろうとを用いて抽出するものはどれか。最も適切な
ものを **1つ** 選べ。

 A ヨウ素ヨウ化カリウム水溶液からヨウ素を分離する。

 B 少量の硫酸銅（Ⅱ）が混在する硝酸カリウムから硝酸カリウムを分離する。

 C 塩化ナトリウム水溶液から塩化ナトリウムを分離する。

 D 液体空気から酸素を分離する。

 E 鉄粉が混ざったガソリンから鉄粉を分離する。

問5 ☐5☐ 次の**ア～ウ**で示されたものを比較したとき，物質量(mol)の大小関係として最も適切な
ものを，下の**A～F**のうちから**1つ**選べ。

ア 11.7 g の塩化ナトリウム

イ 2.70 g の水に含まれる水素原子

ウ 標準状態で，4.48 L の水素中の電子

A ア＞イ＞ウ   **B** ア＞ウ＞イ   **C** イ＞ア＞ウ

D イ＞ウ＞ア   **E** ウ＞ア＞イ   **F** ウ＞イ＞ア

Ⅱ　次の問1〜問5に答えよ。(25点)

問1　　6　　次の電子配置をもつ原子ア〜オに関する下の記述A〜Fのうちから，適切なものを2つ選べ。ただし，図の中心の灰色の丸（ ⬤ ）は原子核を，黒色の丸（●）は電子を，同心円は電子殻を，それぞれ表す。

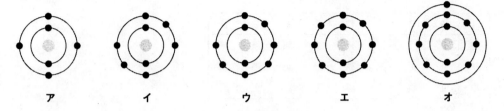

ア　　　　　イ　　　　　ウ　　　　　エ　　　　　オ

A　第1イオン化エネルギーが最も小さいものは**ウ**である。

B　電子親和力が最も大きいものは**オ**である。

C　最も安定な電子配置をもち，化合物をつくりにくいものは**エ**である。

D　単体で共有結合の結晶をつくるものは**ア**である。

E　**イ**と**ウ**の原子の大きさを比較すると，**イ**の方が小さい。

F　**イ**の原子には質量数が14，中性子の数が8の同位体が考えられる。

問2　　7　　細かく砕いた大理石 2.20 g に十分量の希塩酸を加えたところ，標準状態で 448 mL の気体が発生した。大理石中の炭酸カルシウムのみが反応し，その反応は完全に行われたものとすると，大理石中の炭酸カルシウムの含有率(%)はいくらか。最も近い数値を，次のA〜Fのうちから1つ選べ。

A 22.7　　**B** 34.9　　**C** 45.7　　**D** 68.2　　**E** 90.9　　**F** 100

問3　　8　　中和滴定に関する次の記述ア〜ウの正誤の組合せとして正しいものを，下のA〜Hのうちから1つ選べ。

ア　ビュレット，ホールピペット，メスフラスコは使用する溶液で内壁を洗ってから使用する。

イ　弱塩基の水溶液を強酸で中和滴定する際の指示薬には，メチルオレンジを用いる。

ウ　水酸化ナトリウム 1.0 g を溶かした 100 mL の水溶液を完全に中和するには，0.25 mol/L の硫酸が 20 mL 必要である。

	A	B	C	D	E	F	G	H
ア	正	正	正	正	誤	誤	誤	誤
イ	正	正	誤	誤	正	正	誤	誤
ウ	正	誤	正	誤	正	誤	正	誤

問4 　9　 ハロゲンとその化合物に関する次の記述**ア**～**ウ**の正誤の組合せとして正しいものを，下の**A**～**H**のうちから**1つ**選べ。

ア 単体はいずれも二原子分子である。

イ 単体と水素との反応性は，原子番号が小さいほど高い。

ウ ハロゲン化水素はすべて水によく溶け，その水溶液は強酸性を示す。

	A	B	C	D	E	F	G	H
ア	正	正	正	正	誤	誤	誤	誤
イ	正	正	誤	誤	正	正	誤	誤
ウ	正	誤	正	誤	正	誤	正	誤

問5 　10　 次の記述**ア**～**ウ**にあてはまる金属の組合せとして最も適切なものを，下の**A**～**H**のうちから**1つ**選べ。

ア 常温で液体の金属であり，蒸気は神経をおかし，きわめて有毒である。

イ 乾電池の電極や5円硬貨の成分として使われ，水酸化物は塩酸，水酸化ナトリウム水溶液およびアンモニア水に溶解する。

ウ 2価のイオンには還元力があり，4価のイオンに酸化されやすい。青銅の成分である。

	ア	**イ**	**ウ**
A	水銀	銀	鉛
B	水銀	銀	スズ
C	水銀	亜鉛	鉛
D	水銀	亜鉛	スズ
E	白金	銀	鉛
F	白金	銀	スズ
G	白金	亜鉛	鉛
H	白金	亜鉛	スズ

Ⅲ 次の**問1～問5**に答えよ。(25点)

問1 　11　 濃硫酸に関する次の記述**A～E**のうちから，**誤っているもの**を**1つ**選べ。

A 無色の重い不揮発性の液体で，粘性が高い。

B 吸湿性が強く，乾燥剤として用いられる。

C 加熱すると，強い酸化作用を示す。

D 有機化合物に対する脱水作用がある。

E 銅を加えて加熱すると，三酸化硫黄が生じる。

問2 　12　 カルシウムとその化合物に関する次の記述**A～E**のうちから，**誤っているもの**を**1つ**選べ。

A 単体は，水と反応して水素を発生する。

B 石灰水に呼気を通じると，白濁する。

C 塩化物は水に溶けにくいが，硫酸塩は水によく溶ける。

D 水酸化物の水溶液は，強い塩基性を示す。

E 炭酸塩を強熱すると分解し，二酸化炭素を発生する。

問3 　13　 次の物質**A～H**のうちから，下線部の原子の酸化数が最も大きいものを**1つ**選べ。

A $\underline{Cl}_2$ 　　　B $\underline{P}_2O_5$ 　　　C $\underline{Mn}O_2$ 　　　D $\underline{Na}^+$

E $\underline{S}O_4{}^{2-}$ 　　　F $K\underline{Mn}O_4$ 　　　G $K_2\underline{Cr}_2O_7$ 　　　H $\underline{C}O_2$

問4 　14　 酸化還元反応に関する次の記述**A～E**のうちから，**誤っているもの**を**2つ**選べ。

A 酸化還元反応では，還元剤が酸化される。

B 硫酸酸性水溶液中で，過マンガン酸カリウムは過酸化水素で酸化される。

C 硫酸銅(Ⅱ)水溶液に鉄を入れると，銅(Ⅱ)イオンは還元され，赤色の銅が析出する。

D ナトリウムと水の反応では，ナトリウムが還元される。

E 過酸化水素は，反応する物質によっては，還元剤としてはたらく。

問5 　15　 次の金属イオンと配位子で生成する錯イオンの，配位数と立体構造の組合せ**A～E**の
うちから，**誤っているもの**を**2つ**選べ。

	金属イオン	配位子	配位数	立体構造
A	Ag^+	NH_3	4	正方形
B	Cu^{2+}	NH_3	4	正方形
C	Zn^{2+}	OH^-	4	正四面体形
D	Fe^{2+}	CN^-	4	正四面体形
E	Fe^{3+}	CN^-	6	正八面体形

Ⅳ 次の**問1〜問4**に答えよ。（25点）

問1 0.20 mol/L の1価の酸の水溶液 10 mL を，ある塩基の水溶液で中和滴定したところ，塩基の水溶液の滴下量と pH の関係は，次の図のようになった。 16 ・ 17 に答えよ。

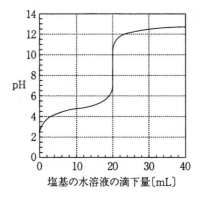

塩基の水溶液の滴下量〔mL〕

16 この滴定に関する次の記述**ア〜ウ**の正誤の組合せとして正しいものを，下の**A〜H**のうちから**1つ**選べ。

ア この1価の酸は強酸である。

イ この滴定に適した指示薬はフェノールフタレインである。

ウ この滴定に用いた塩基の水溶液を用いて，0.10 mol/L 硫酸 10 mL を中和滴定すると，中和に要する滴下量は 10 mL である。

	A	B	C	D	E	F	G	H
ア	正	正	正	正	誤	誤	誤	誤
イ	正	正	誤	誤	正	正	誤	誤
ウ	正	誤	正	誤	正	誤	正	誤

17 滴定に用いた塩基の水溶液として最も適切なものを，次の**A〜F**のうちから**1つ**選べ。

A 0.050 mol/L のアンモニア水

B 0.050 mol/L の水酸化ナトリウム水溶液

C 0.10 mol/L のアンモニア水

D 0.10 mol/L の水酸化ナトリウム水溶液

E 0.20 mol/L のアンモニア水

F 0.20 mol/L の水酸化ナトリウム水溶液

問2　18　次の図は，硝酸カリウムの溶解度曲線である。この図をもとにして，下の記述の
　ア ～ ウ に入る数値に最も近い数値の組合せを，その下の**A〜H**のうちから**1つ**選べ。

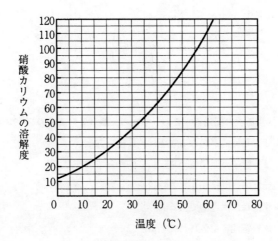

縦軸：硝酸カリウムの溶解度　横軸：温度（℃）

50℃における硝酸カリウムの飽和水溶液100 g中に，硝酸カリウムは　ア　g溶けている。その
飽和水溶液を15℃まで冷却すると，　イ　gの硝酸カリウムが析出し，析出した硝酸カリウム
を15℃ですべて溶かすには，最低　ウ　gの水をさらに加える必要がある。

	ア	イ	ウ
A	85	60	180
B	85	60	240
C	85	32	100
D	85	32	130
E	46	32	100
F	46	32	130
G	46	21	63
H	46	21	84

問3　[19]　次の**ア～エ**の各物質 1 g を，100 g の水にそれぞれ溶かした溶液がある。凝固点を高い順に並べたとき，最も適切なものを，下の**A～H**のうちから**1つ**選べ。

　　ア 塩化カリウム　　　**イ** 塩化マグネシウム　　　**ウ** グルコース　　　**エ** スクロース

　　A ア＞イ＞ウ＞エ　　　**B** ア＞イ＞エ＞ウ　　　**C** イ＞ア＞ウ＞エ

　　D イ＞ア＞エ＞ウ　　　**E** ウ＞エ＞ア＞イ　　　**F** ウ＞エ＞イ＞ア

　　G エ＞ウ＞ア＞イ　　　**H** エ＞ウ＞イ＞ア

問4　[20]　電池に関する次の記述**A～E**のうちから，**誤っているもの**を**1つ**選べ。

　　A 電子が流れ込んで還元反応が起こる電極は，負極である。

　　B ダニエル電池では，電子が亜鉛板から銅板に向かって流れる。

　　C 電池内で酸化還元反応に直接かかわる物質を，活物質という。

　　D リチウムイオン電池は二次電池である。

　　E 水素と酸素は，燃料電池に用いられている。

英　語

解答

30年度

Ⅰ

〔解答〕

問1　1　D
　　　2　C
　　　3　B
　　　4　C
問2　5　B
　　　6　D
　　　7　C
　　　8　D

〔出題者が求めたポイント〕

問1

1　A，B，C は [z]。D は [s]。
2　A，B，D は [g]。C は [dʒ]。
3　A，C，D は [ou]。B は [ɔ:]。
4　A，B，D は [i:]。C は [e]。

問2

5　A，C，D は第 1 音節にアクセント。B は第 2 音節にアクセントがある。
6　A，B，C は第 1 音節にアクセント。D は第 2 音節にアクセントがある。
7　A，B，D は第 2 音節にアクセント。C は第 3 音節にアクセントがある。
8　A，B，C は第 2 音節にアクセント。D は第 4 音節にアクセントがある。

Ⅱ

〔解答〕

問1　9　D
　　10　B
　　11　D
　　12　B
　　13　A
　　14　A
　　15　D
　　16　A
問2　(1)　17 C　　18 G
　　　(2)　19 B　　20 D
　　　(3)　21 A　　22 C
　　　(4)　23 F　　24 B

〔出題者が求めたポイント〕

問1

9　前文内容を先行詞とする、コンマ＋which。
10　beyond one's control「（人）の制御が及ばない」。
11　It turns out that ～「～ということが判明する」。
12　insist on Ving「～することを主張する」。
13　watching は後ろから前の the boy を修飾する。
14　be opposed to ～「～に反対する」。

15　hope to V「～したいと望む」。
16　述語動詞の部分なので、A が正解。

問2

正解の英文

(1)　Would you (mind asking Karen if she would help) us out?
(2)　I was (lucky enough to find the key that I had) lost.
(3)　The (young men who were playing soccer were very thirsty).
(4)　Please remain (seated with your seatbelt fastened until we come to) a stop.

Ⅲ

〔解答〕

25　C
26　A
27　A
28　B
29　C
30　D
31　B
32　A

〔出題者が求めたポイント〕

25　since ～「～以来」。
26　in the past「過去において」。
27　「日本円が弱い」とは、他の通貨に比べて安い、ということ。
28　it が指すものは、central Europe なので、B が正解。
29　会話の冒頭で、2 週間の休暇と言っているので、C が正解。
30　get away「（旅行などに）出かける」。
31　1 週間の休暇でも大丈夫、という文脈なので、B が正解。
32　advice「アドバイス、助言」。

〔全訳〕

二人の女性がコーヒーショップで話をしている。

マユミ：こんにちは、ノリコ！　7 月から会ってないわね。元気だった？

ノリコ：こんにちは、マユミ！　最後に会ってからずっと忙しかったわ。私の家族は毎年 8 月初旬に 2 週間の休暇を取るの。そして今年は、旅行の手配をすべて私がやったの。

マユミ：だからそんなに忙しかったのね。どこへ行ったの？

ノリコ：もともとはスウェーデンに行きたかったの。私の家族は過去に南ヨーロッパに行ったことがあって。だから私は今年の夏、北ヨーロッパを訪問したかったの。でも、最近日本円がとても弱くて、

スウェーデンのホテルが高いように思えたの。少し調べてみて、中部ヨーロッパの方がお値打ちだと気づいたのよ。

マユミ：中部ヨーロッパってあまり知らないわ。そこは面白いの？

ノリコ：ええ、とても。チェコ共和国へ行ったわ。みんなそこを楽しんだし、魅力的だと思ったわ。

マユミ：チェコ共和国！　プラハはチェコ共和国にあるのよね？

ノリコ：その通り。そこには見たりやったりすることがたくさんあったから、私たちはプラハでほとんどの時間を過ごしたわ。でも、ウイーンも見たかったから、休暇の第2週目には列車でオーストリアへ行ったの。

マユミ：私もウイーンに行きたい！　多分、来年の私の家族旅行の計画作りは手伝ってもらえるわね。2週間休めるかどうか分からないけどね。休暇が1週間しかなくてもプラハとウイーンの両方見れると思う？

ノリコ：ええ、もちろんよ。うまく旅行の計画を立てるだけよ。私のアドバイスは、どちらの場所でも3日過ごす、というものね。列車を使えば、二つの都市の移動にほぼ1日必要でしょうね。でも、時間を節約するために、飛行機を考慮したいかもね。

マユミ：いい考えのようね。ありがとう！

Ⅳ

〔解答〕

問1　A
問2　B
問3　A
問4　A
問5　37　D
　　　38　A

〔出題者が求めたポイント〕

問1　パーティに人を誘う文脈なので、Aが正解。
問2　下線部（イ）の意味は、「慎重に聴きなさい」だから、Bが正解。
問3　Aの内容は本文に書かれていない。
問4　挿入文は、全文の要旨になるので、文の最初にあるのが適切。
問5
　37　会話における「いいね」はSounds good が一般的な言い方。
　38　設問訳　アメリカやカナダの人が客を歓待したいとき、〜。
　　選択肢訳
　　A　客はもてなす主人の自宅に来るよう招待される
　　B　主人は会話を終わらせる丁寧なやり方を提供する
　　C　主人は日時を言わない
　　D　客は友好的であるために慎重に聴かねばならない

〔全訳〕

　アメリカとカナダでは、人々は自宅での歓待を楽しむ。彼らはしばしば、食事、パーティ、または単にコーヒーと会話のために友人を招待する。多くの北米人は駐車場用の広い場所と、かなり大きな家を持っているので、人を招待するのは容易でよくあることなのだ。また、コーヒーショップやレストランで会うよりも安上がりで、公共の場所にありがちな背景の雑音なしにお互いをよく知ることができる。人を自宅に招待するときに人々が言うことの例は次の通り。

　「土曜の夜に夕食に来ませんか？」
　「ねえ、金曜日にパーティをするよ。来れる？」

　招待に返答するには、感謝を述べて、「ありがとう、喜んで。何時に行けばよいですか？」という返答で受諾するか、あるいは、謝って、「ああ、ごめんなさい。映画のチケットがあるのです」というような言い訳をすることだ。

　しかし、時に人は、招待のように聞こえるが、実際はそうでない表現を使用する。例えば、

　「いつか飲みに来てください」
　「そのうち一緒に昼食をとりましょう」
　「近々こちらに来て、我々と会いませんか？」

　これらは実際、単に会話を終わらせる丁寧なやり方すぎない。これらは本当の招待ではない。なぜなら、特定の日時を述べていないからだ。これらはその人が友好的であろうとしていることを示しているにすぎない。こうした表現に返答するのに、人々は単に、「もちろん、それはいいね！」とか「オッケー、分かった、ありがとう」と言うだけだ。

　だから、次回招待のように聞こえたときは慎重に聴きなさい。それは本当の招待なのか、あるいはその人が単に友好的なだけなのかを。

Ⅴ

〔解答〕

39　D
40　C
41　E
42　B
43　J

〔出題者が求めたポイント〕

各段落を時系列順に並べるようにする。A→D→B→C→Eの順になる。

〔全文訳（正しく並べ替えたもの）〕

A　ケント・ウィルソンの目覚まし時計は、毎朝午後5時30分に鳴る。ケントは犬の散歩代行者で、それは、飼い主が仕事や休暇中、彼らの犬を散歩に連れて行くことで金をもらう仕事だ。

D　ケントは朝食を取った後、5匹の犬を自宅から引き取り、バンで彼らを公園に連れて行く。犬は一緒に走り回り、ケントは彼らが追いかけるようにボールを投げる。時には、太陽が照っていると、彼は犬たち

をビーチに連れて行くことがある。

B　いったん犬が公園やビーチで1時間遊んで過ごすと、ケントは彼らをバンに戻す。彼はそれぞれの犬を自宅に連れ帰り、エサを与え、犬が寝るまで一緒にいる。その後、ケントは別の5匹の犬を連れ出す。ケントは毎朝15匹の犬を散歩に連れて行く。それで彼はとても忙しい。

C　ケントは語る。「通常、正午頃に終わり、帰宅してちょっとリラックスして昼食を取ることができる。私は犬が大好きで、よく世話をします。私も運動ができます。この仕事はとても大変ですし、とても多くの犬を歩かせるので、早朝から私は忙しいですが、私はこの仕事が好きなのです」。

E　ケントは夕方には、不在中の人の他のペットにもエサをやる。「私は、ネコ、ウサギ、ネズミ、魚など、あらゆる種類のペットの世話をします」とケントは言う。これらの動物は犬より簡単だ。なぜなら、外に連れて行く必要がなく、夜世話ができるからだ。「でも、私は自分のペットは持っていません」とケントは言う。「私には彼らの世話をする時間がないのです！」

化　学

解答

30年度

推　薦

Ⅰ

〔解答〕

①D　②B　③F　④A　⑤F

〔出題者が求めたポイント〕

物質の構成，状態変化，式量と物質量

〔解答のプロセス〕

問1① (A)正　漂白剤が汚れを酸化して無色の物質に変える。　(B)正　水の蒸発熱が身体から奪われる。
(C)正　(D)誤　ナフタレン(固体)が気体になる＝昇華
(E)正　シリカゲルは乾燥剤で，空気中の水分を吸着する。　(F)正　炭酸水素ナトリウムが熱分解して二酸化炭素を出すためふくらむ。

$$2NaHCO_3 \longrightarrow Na_2CO_3 + H_2O + CO_2$$

問2② Xの平均相対質量＝同位体の(相対質量×存在比)の和 $= 35 \times \dfrac{75}{100} + 37 \times \dfrac{25}{100} = 35.5$

XYの式量 $= 35.5 + 23 = 58.5$

問3③ (ア)誤　空気中の水蒸気(気体)が水(液体)になる(凝縮)ためで，②の逆の変化。
(イ)正　水が蒸発して水蒸気になるため。
(ウ)誤　ドライアイス(固体)が気体になる(昇華)ためで，①の逆の変化。

問4④ (A)正　エーテルを加えてヨウ素を抽出し，分液ろうとで分離する。　(B)〜(E)では分液ろうとは用いない。　(B)は再結晶してろ紙でろ過，(C)蒸発皿で蒸発乾固，(D)蒸留器で分留，(E)ろ紙でろ過

問5⑤ (ア)NaCl＝58.5　$\dfrac{11.7g}{58.5g/mol} = 0.200mol$

(イ)H_2O(分子量 18) 1分子にH 2原子が含まれるから

$$\dfrac{2.70g}{18g/mol} \times 2 = 0.300mol$$

(ウ)H_2 1分子中の電子は2個であるから

$$\dfrac{4.48L}{22.4L/mol} \times 2 = 0.400mol$$

Ⅱ

〔解答〕

⑥C, D　⑦E　⑧F　⑨B　⑩D

〔出題者が求めたポイント〕

原子，純度の計算，中和滴定，ハロゲン，金属

〔解答のプロセス〕

問1⑥ 電子の数より(ア)はC，(イ)はO，(ウ)はF，(エ)はNe，(オ)はNaである。
(A)アルカリ金属元素(Na, オ)の第一イオン化エネルギーは小さい。　(B)ハロゲン元素(F, ウ)の電子親和力は大きい　(C)正　希ガス元素(Ne, エ)は電子配置が安定で，反応しない。　(D)正　単体で共有結合の結晶

をつくるのは炭素(ア)，ケイ素である。　(E)同周期元素では希ガス元素を除いて原子番号の大きい元素ほど陽子が多く，電子を引き付ける力が強いので，原子半径は小さい。　(F)陽子は 14－8＝6個 で，イではない。

問2⑦　$CaCO_3 + 2HCl \longrightarrow CaCl_2 + H_2O + CO_2$
大理石中の$CaCO_3$の物質量はCO_2と同じなので，その質量は

$$100g/mol \times \dfrac{448mL}{22400mL/mol} = 2.00g$$

よって含有率は　$\dfrac{2.00g}{2.20g} \times 100 = 90.9\%$

問3⑧ (ア)誤　メスフラスコには正しく量を測った試薬を入れるので，純水以外の物質で濡れていてはいけない。ビュレット，ホールピペットには正確な濃度の溶液を入れるので，使用する溶液以外の物質で濡れていてはいけない。　(イ)正　得られた塩が加水分解して弱酸性を示すので，変色域が弱酸性である指示薬を用いる。　(ウ)誤　中和の関係　酸の物質量×価数＝塩基の物質量×価数　より硫酸の必要量を求めると

$$\dfrac{1.0g}{40g/mol} \times 1 = 0.25mol/L \times \dfrac{x}{1000}L \times 2$$

$$x = 50〔mL〕$$

問4⑨ (ア)正　(イ)正　(ウ)誤　HFは弱酸，HCl，HBr，HIは強酸である。

問5⑩ (ア)常温で液体の金属は水銀のみ。単体や化合物は有毒である。　(イ)乾電池の負極は亜鉛，5円貨は亜鉛と銅の合金(真ちゅう)である。亜鉛，酸化亜鉛，水酸化亜鉛は両性である。

$$Zn(OH)_2 + 2HCl \longrightarrow ZnCl_2 + 2H_2O$$
$$Zn(OH)_2 + 2NaOH \longrightarrow Na_2[Zn(OH)_4]$$
$$Zn(OH)_2 + 4NH_3 \longrightarrow [Zn(NH_3)_4](OH)_2$$

(ウ)青銅はスズと銅の合金。塩化スズ(Ⅱ)は還元剤。
$$Sn^{2+} \longrightarrow Sn^{4+} + 2e^-$$

Ⅲ

〔解答〕

⑪E　⑫C　⑬F　⑭B, D　⑮A, D

〔出題者が求めたポイント〕

無機物，酸化数，酸化還元

〔解答のプロセス〕

問1⑪ (A)〜(D)正
(C)$H_2SO_4 + 2H^+ + 2e^- \longrightarrow SO_2 + 2H_2O$
(E)誤　三酸化硫黄 $\longrightarrow$ 二酸化硫黄
$$Cu + 2H_2SO_4 \longrightarrow CuSO_4 + 2H_2O + SO_2$$

問2⑫ (A)正　$Ca + 2H_2O \longrightarrow Ca(OH)_2 + H_2$
(B)正　石灰水は水酸化カルシウム水溶液
$$Ca(OH)_2 + CO_2 \longrightarrow CaCO_3(白) + H_2O$$
(C)誤　$CaCl_2$は水によく溶け，$CaSO_4$は水に溶け難い。

(D), (E)正 (E)$CaCO_3 \longrightarrow CaO + CO_2$

問3 13 下線部の原子の酸化数を求めると

(A)単体なので0

(B)$2x + (-2) \times 5 = 0$ $x = +5$

(C)$x + (-2) \times 2 = 0$ $x = +4$

(D)単原子イオンなので+1

(E)$x + (-2) \times 4 = -2$ $x = +6$

(F)$(+1) + x + (-2) \times 4 = -1$ $x = +7$

(G)$(+1) \times 2 + 2x + (-2) \times 7 = 0$ $x = +6$

(H)$x + (-2) \times 2 = 0$ $x = +4$

問4 14 (A)正 (B)誤 過マンガン酸カリウムは酸化剤で，過酸化水素を酸化する。 (C)正 鉄の方がイオン化傾向が大きく，Cu^{2+}に電子を与え（還元し），銅の単体が生じる。 $Fe + Cu^{2+} \longrightarrow Fe^{2+} + Cu$ (D)誤 Na は H_2O に電子を与え（還元し）Na^+になる。 $2Na + 2H_2O \longrightarrow 2NaOH + H_2$ (E)正 過酸化水素の酸素の酸化数は -1 で，-2 になる反応（相手を酸化し，自身は還元される）と，0 になる反応（相手を還元し，自身は酸化される）を行うことができる。

問5 15 (A)誤 Ag^+とNH_3の錯イオンは配位数2，直線形の$[Ag(NH_3)_2]^+$である。 (B), (C)正 同じ4配位でもCu^{2+}の錯イオンは正方形で，Zn^{2+}の錯イオンは正四面体形である。 (D)誤 Fe^{2+}とCN^-の錯イオンは配位数6，正八面体形の$[Fe(CN)_6]^{4-}$である。 (E)正

IV

〔解答〕

16 F 17 D 18 F 19 G 20 A

〔出題者が求めたポイント〕

酸，塩基と中和滴定，溶解度，溶液の凝固点，電池

〔解答のプロセス〕

問1 16 (ア)誤 1価の強酸であれば $[H^+] = 0.20 \text{mol/L}$ $pH = -\log_{10}(2 \times 10^{-1}) = 1 - \log_{10} 2 < 1$ 図で塩基の滴下量 0 のときの pH は 3 近いので弱酸である。 (イ)正 図で中和点（曲線の鉛直部）は弱塩基性域にあるので，変色域が弱塩基性域にあるフェノールフタレインは指示薬に適している。 (ウ)誤 用いた塩基をn価，濃度をc〔mol/L〕とすると中和の関係 酸の物質量×価数＝塩基の物質量×価数 より，前文の中和について

$$0.20 \text{mol/L} \times \frac{10}{1000} \text{L} \times 1$$
$$= c \text{〔mol/L〕} \times \frac{20}{1000} \text{L} \times n \quad \cdots\cdots ①$$

(ウ)の塩基滴下量をv〔mL〕とすると

$$0.10 \text{mol/L} \times \frac{10}{1000} \text{L} \times 2$$
$$= c \text{〔mol/L〕} \times \frac{v}{1000} \text{〔L〕} \times n \quad \cdots\cdots ②$$

①, ②より $v = 20$〔mL〕

17 弱酸に塩基を加えたときの中和点が弱塩基性であるから，加えた塩基は強塩基で NaOH である。加え

た塩基が弱塩基の場合，図のような pH の急激な変化は見られない。中和に必要な塩基水溶液は 20mL であるから，中和の関係 酸の物質量×価数＝塩基の物質量×価数 より，NaOH の濃度は

$$0.20 \text{mol/L} \times \frac{10}{1000} \text{L} \times 1 = x \text{〔mol/L〕} \times \frac{20}{1000} \text{L} \times 1$$
$$x = 0.10 \text{〔mol/L〕}$$

問2 18 (ア)図より 50℃の硝酸カリウムの溶解度は 84g/水 100g であるから

$$\frac{溶質量}{飽和溶液量} = \frac{84g}{100g + 84g} = \frac{x \text{〔g〕}}{100g}$$
$$x = 45.6 \fallingdotseq 46 \text{〔g〕}$$

(イ)15℃の硝酸カリウムの溶解度は 25g/ 水 100g であるから，水 100g あたり，すなわち 50℃の飽和溶液 184g あたり，溶解度の差の $84 - 25 = 59g$ の結晶が析出する。よって

$$\frac{結晶析出量}{飽和溶液量} = \frac{59g}{184g} = \frac{x \text{〔g〕}}{100g}$$
$$x = 32.0 \fallingdotseq 32 \text{g}$$

(ウ)32g の硝酸カリウムを溶かすのに必要な水の量は

$$\frac{溶質量}{溶媒量} = \frac{25g}{100g} = \frac{32g}{x \text{〔g〕}} \quad x = 128 \fallingdotseq 130 \text{〔g〕}$$

問3 19 溶液の凝固点降下度は溶質粒子（分子，イオン）の数に比例するから，各物質の溶質粒子の物質量を求める。 (ア)KCl = 74.5 K^+とCl^-に電離するから

$$\frac{1g}{74.5 \text{g/mol}} \times 2 \fallingdotseq \frac{1}{37} \text{mol}$$

(イ)$MgCl_2 = 95$ Mg^{2+}と$2Cl^-$に電離するから

$$\frac{1g}{95 \text{g/mol}} \times 3 \fallingdotseq \frac{1}{32} \text{mol}$$

(ウ)$C_6H_{12}O_6 = 180$ 電離しないから $\frac{1}{180}$ mol

(エ)$C_{12}H_{22}O_{11} = 342$ 電離しないから $\frac{1}{342}$ mol

よって凝固点降下度の順は イ＞ア＞ウ＞エ 凝固点の順は エ＞ウ＞ア＞イ

問4 20 (A)誤 亜鉛などの活物質が酸化され，電子が流れ出す極が負極，電子が流れ込み（電流が流れ出し）物質が還元される極が正極である。 (B)正 ダニエル電池は

$\ominus$ Zn|ZnSO$_4$aq|CuSO$_4$aq|Cu $\oplus$ 反応は
$Zn \longrightarrow Zn^{2+} + 2e^-$, $Cu^{2+} + 2e^- \longrightarrow Cu$

(C)〜(E)正 (E)負極活物質が H_2，正極活物質が O_2 である。

$H_2 \longrightarrow 2H^+ + 2e^-$
$O_2 + 4H^+ + 4e^- \longrightarrow 2H_2O$

2017.11.25 神戸学院大学

「英語・化学」解答用紙

対象学部・学科

学　部	学　科
薬	薬

フリガナ

氏　名

受験番号欄

（受験番号を記入し、その下のマーク欄にマークしてください）

百万位	十万位	万位	千位	百位	十位	一位

欠席者マーク　○　← 監督者記入

(5150)

英語（基礎的な適性調査）に関する内容

解答番号	解答欄
1	Ⓐ Ⓑ Ⓒ Ⓓ Ⓔ Ⓕ Ⓖ
2	Ⓐ Ⓑ Ⓒ Ⓓ Ⓔ Ⓕ Ⓖ
3	Ⓐ Ⓑ Ⓒ Ⓓ Ⓔ Ⓕ Ⓖ
4	Ⓐ Ⓑ Ⓒ Ⓓ Ⓔ Ⓕ Ⓖ
5	Ⓐ Ⓑ Ⓒ Ⓓ Ⓔ Ⓕ Ⓖ
6	Ⓐ Ⓑ Ⓒ Ⓓ Ⓔ Ⓕ Ⓖ
7	Ⓐ Ⓑ Ⓒ Ⓓ Ⓔ Ⓕ Ⓖ
8	Ⓐ Ⓑ Ⓒ Ⓓ Ⓔ Ⓕ Ⓖ
9	Ⓐ Ⓑ Ⓒ Ⓓ Ⓔ Ⓕ Ⓖ
10	Ⓐ Ⓑ Ⓒ Ⓓ Ⓔ Ⓕ Ⓖ
11	Ⓐ Ⓑ Ⓒ Ⓓ Ⓔ Ⓕ Ⓖ
12	Ⓐ Ⓑ Ⓒ Ⓓ Ⓔ Ⓕ Ⓖ
13	Ⓐ Ⓑ Ⓒ Ⓓ Ⓔ Ⓕ Ⓖ
14	Ⓐ Ⓑ Ⓒ Ⓓ Ⓔ Ⓕ Ⓖ
15	Ⓐ Ⓑ Ⓒ Ⓓ Ⓔ Ⓕ Ⓖ

解答番号	解答欄
16	Ⓐ Ⓑ Ⓒ Ⓓ Ⓔ Ⓕ Ⓖ
17	Ⓐ Ⓑ Ⓒ Ⓓ Ⓔ Ⓕ Ⓖ
18	Ⓐ Ⓑ Ⓒ Ⓓ Ⓔ Ⓕ Ⓖ
19	Ⓐ Ⓑ Ⓒ Ⓓ Ⓔ Ⓕ Ⓖ
20	Ⓐ Ⓑ Ⓒ Ⓓ Ⓔ Ⓕ Ⓖ
21	Ⓐ Ⓑ Ⓒ Ⓓ Ⓔ Ⓕ Ⓖ
22	Ⓐ Ⓑ Ⓒ Ⓓ Ⓔ Ⓕ Ⓖ
23	Ⓐ Ⓑ Ⓒ Ⓓ Ⓔ Ⓕ Ⓖ
24	Ⓐ Ⓑ Ⓒ Ⓓ Ⓔ Ⓕ Ⓖ
25	Ⓐ Ⓑ Ⓒ Ⓓ Ⓔ Ⓕ Ⓖ
26	Ⓐ Ⓑ Ⓒ Ⓓ Ⓔ Ⓕ Ⓖ
27	Ⓐ Ⓑ Ⓒ Ⓓ Ⓔ Ⓕ Ⓖ
28	Ⓐ Ⓑ Ⓒ Ⓓ Ⓔ Ⓕ Ⓖ
29	Ⓐ Ⓑ Ⓒ Ⓓ Ⓔ Ⓕ Ⓖ
30	Ⓐ Ⓑ Ⓒ Ⓓ Ⓔ Ⓕ Ⓖ

解答番号	解答欄
31	Ⓐ Ⓑ Ⓒ Ⓓ Ⓔ Ⓕ Ⓖ
32	Ⓐ Ⓑ Ⓒ Ⓓ Ⓔ Ⓕ Ⓖ
33	Ⓐ Ⓑ Ⓒ Ⓓ Ⓔ Ⓕ Ⓖ
34	Ⓐ Ⓑ Ⓒ Ⓓ Ⓔ Ⓕ Ⓖ
35	Ⓐ Ⓑ Ⓒ Ⓓ Ⓔ Ⓕ Ⓖ
36	Ⓐ Ⓑ Ⓒ Ⓓ Ⓔ Ⓕ Ⓖ
37	Ⓐ Ⓑ Ⓒ Ⓓ Ⓔ Ⓕ Ⓖ
38	Ⓐ Ⓑ Ⓒ Ⓓ Ⓔ Ⓕ Ⓖ
39	Ⓐ Ⓑ Ⓒ Ⓓ Ⓔ Ⓕ Ⓖ
40	Ⓐ Ⓑ Ⓒ Ⓓ Ⓔ Ⓕ Ⓖ
41	Ⓐ Ⓑ Ⓒ Ⓓ Ⓔ Ⓕ Ⓖ
42	Ⓐ Ⓑ Ⓒ Ⓓ Ⓔ Ⓕ Ⓖ
43	Ⓐ Ⓑ Ⓒ Ⓓ Ⓔ Ⓕ Ⓖ

化学（基礎的な適性調査）に関する内容

解答番号	解答欄
1	Ⓐ Ⓑ Ⓒ Ⓓ Ⓔ Ⓕ Ⓖ
2	Ⓐ Ⓑ Ⓒ Ⓓ Ⓔ Ⓕ Ⓖ
3	Ⓐ Ⓑ Ⓒ Ⓓ Ⓔ Ⓕ Ⓖ
4	Ⓐ Ⓑ Ⓒ Ⓓ Ⓔ Ⓕ Ⓖ
5	Ⓐ Ⓑ Ⓒ Ⓓ Ⓔ Ⓕ Ⓖ
6	Ⓐ Ⓑ Ⓒ Ⓓ Ⓔ Ⓕ Ⓖ
7	Ⓐ Ⓑ Ⓒ Ⓓ Ⓔ Ⓕ Ⓖ
8	Ⓐ Ⓑ Ⓒ Ⓓ Ⓔ Ⓕ Ⓖ
9	Ⓐ Ⓑ Ⓒ Ⓓ Ⓔ Ⓕ Ⓖ
10	Ⓐ Ⓑ Ⓒ Ⓓ Ⓔ Ⓕ Ⓖ
11	Ⓐ Ⓑ Ⓒ Ⓓ Ⓔ Ⓕ Ⓖ
12	Ⓐ Ⓑ Ⓒ Ⓓ Ⓔ Ⓕ Ⓖ

解答番号	解答欄
13	Ⓐ Ⓑ Ⓒ Ⓓ Ⓔ Ⓕ Ⓖ
14	Ⓐ Ⓑ Ⓒ Ⓓ Ⓔ Ⓕ Ⓖ
15	Ⓐ Ⓑ Ⓒ Ⓓ Ⓔ Ⓕ Ⓖ
16	Ⓐ Ⓑ Ⓒ Ⓓ Ⓔ Ⓕ Ⓖ
17	Ⓐ Ⓑ Ⓒ Ⓓ Ⓔ Ⓕ Ⓖ
18	Ⓐ Ⓑ Ⓒ Ⓓ Ⓔ Ⓕ Ⓖ
19	Ⓐ Ⓑ Ⓒ Ⓓ Ⓔ Ⓕ Ⓖ
20	Ⓐ Ⓑ Ⓒ Ⓓ Ⓔ Ⓕ Ⓖ

この解答用紙は 124％に拡大すると、ほぼ実物大になります

平成29年度

問　題　と　解　説

英　語

問題

29年度

> 11月12日試験

Ⅰ　各問に答えよ。（16点）

問1　　1　～　4　において，下線部の発音が他と**異なるもの**を，それぞれの**A～D**のうちから **1つ選べ。**

1	A	d<u>ea</u>l	B	d<u>ea</u>th	C	h<u>ea</u>d	D	h<u>ea</u>lth
2	A	la<u>r</u>ge	B	nu<u>r</u>se	C	pe<u>r</u>son	D	shi<u>r</u>t
3	A	h<u>o</u>spital	B	<u>o</u>cean	C	p<u>o</u>licy	D	s<u>o</u>ccer
4	A	<u>c</u>ancer	B	<u>c</u>haracter	C	coa<u>ch</u>	D	heada<u>ch</u>e

問2　　5　～　8　において，最も強く読む音節の位置が他と**異なるもの**を，それぞれの**A～D**の うちから**1つ選べ。**

5	A	sal-ad	B	be-come	C	cof-fee	D	lan-guage
6	A	ac-tion	B	art-ist	C	au-tumn	D	ar-rive
7	A	mem-ber	B	num-ber	C	re-move	D	sym-bol
8	A	ac-ci-dent	B	im-por-tant	C	va-ca-tion	D	mu-si-cian

Ⅱ 各問に答えよ。（32点）

問1 　9　～　16　において，空所を満たすのに最も適切なものを，それぞれの**A**～**D**のうちから
1つ選べ。

　9　 We enjoyed ⬚ at the party.

A we 　　　　 **B** our 　　　　 **C** us 　　　　 **D** ourselves

　10　 Please be ⬚ fake Facebook accounts.

A careful of 　 **B** care of 　 **C** carefully 　 **D** carefully of

　11　 This book was ⬚ by a famous author.

A write 　　　 **B** wrote 　　　 **C** written 　　 **D** had written

　12　 Your mother ⬚ worried about you.

A must 　　　 **B** must be 　　 **C** can 　　　 **D** able to

　13　 Who is the girl ⬚ us there?

A looking 　　 **B** to look 　　 **C** looking at 　 **D** to look at

　14　 This is the university ⬚ I want to study English.

A that 　　　 **B** which 　　 **C** where 　　 **D** what

　15　 We ⬚ seeing you on campus.

A look forward 　　　　 **B** look forward to

C looking forward 　　　 **D** looking forward to

　16　 John：⬚

　　　 Mary：Not bad.　 It's been long since I saw you last.

A Have a nice day. 　　 **B** Nice to meet you.

C How do you do? 　　 **D** How have you been?

問2 17 ～ 24 次の日本文の意味を表すように(1)～(4)それぞれのA～Gを最も適切な順序に並べ替えたとき，**3番目**と**5番目**にくるものを選べ。

(1) 私の夢は，国際線の客室乗務員になることです。

My ☐ ☐ 17 ☐ 18 ☐ ☐ .

A to   B is   C dream   D become

E flight   F attendant   G an international

(2) 人生で，これほど素晴らしい経験をしたことはありません。

I have ☐ ☐ 19 ☐ 20 ☐ ☐ my life.

A a   B in   C had   D such

E never   F experience   G wonderful

(3) あなたの隣に座っても構いませんか？

Do ☐ ☐ 21 ☐ 22 ☐ ☐ you?

A I   B if   C to   D sit

E you   F mind   G next

(4) 神戸がおしゃれな街として知られていることを，あなたはご存知でしたか？

Did ☐ ☐ 23 ☐ 24 ☐ ☐ fashionable city?

A a   B is   C you   D know

E Kobe   F known as   G that

Ⅲ　次の会話文の空所 | 25 | ～ | 32 | を満たすのに最も適切なものを，それぞれの**A**～**D**のうちから**1つ**
選べ。（16点）

Samantha and Charlotte came out of a movie theater.

Samantha : It was a good film, wasn't it?

Charlotte : Yes.　I was almost crying when the boy found his mother.

Samantha : Charlotte, did you just say "almost crying"?　| 25 |, you were crying.　Anyway, where
do you want to go next?

Charlotte : Well, | 26 | you say is fine with me.　I'm happy enough to follow your lead.

Samantha : So there's | 27 | you need to get in particular.

Charlotte : Not really.　I might check out the latest fashion magazine | 28 |, but that's not a
must.

Samantha : OK, shall we find somewhere nice for a coffee or tea?　Then, we can decide | 29 |.

Charlotte : Sure.　It's been a while since I walked around here, but I think there was a place just
round the corner.　Do you want to eat something, too?

Samantha : We can eat if you want, but | 30 | will do until I get home.　Oh, that reminds me of
the DVDs I rented | 31 |.　Would you like to come to my place and watch one of them?

Charlotte : Sounds good.　| 32 |?

Samantha : Don't worry, Charlotte.　We will watch a comedy so that you won't be crying again.

| 25 | **A**　Come in　　　　　　　**B**　Come on
　　　C　Go out　　　　　　　**D**　Go over

| 26 | **A**　whatever　　　　　　**B**　whenever
　　　C　whoever　　　　　　 **D**　whomever

| 27 | **A**　anything　　　　　　**B**　everything
　　　C　nothing　　　　　　 **D**　something

| 28 | **A**　because I don't need it　　　**B**　because I really need it
　　　C　if there's a bookstore nearby　**D**　if we can't find a bookstore anywhere

| 29 | **A**　where can we find the coffee shop　**B**　where do we want to go next
　　　C　where we can find the coffee shop　**D**　where we want to go next

| 30 | **A** lots of food | **B** just a coffee |
| | **C** round the corner | **D** for a while |

| 31 | **A** last week | **B** next week |
| | **C** tomorrow | **D** tonight |

| 32 | **A** Are you watching it now | **B** Are you worried about me |
| | **C** What kind of movies are they | **D** Where do you live |

Ⅳ　次の英文を読んで，各問に答えよ。(21点)

　　A　I still remember my first encounter with the Japanese sense of time.　An American friend and I decided to go sightseeing in a nearby city.　We had only been in Japan a few months.　By chance, we found a cheap bus tour that included all the major sights.　We were the only foreign tourists on the tour.　All the others were Japanese.

　　B　The first stop was a local temple.　"We'll be here for 15 minutes," explained the bus driver.　"Come back to the bus at 10 a.m."　My friend and I strolled around the temple and got back on time as requested.　To our surprise, the Japanese tourists were already on the bus, sitting in their seats, staring out the windows at us and waiting impatiently.　I looked at my watch.　It was 3 minutes past 10.　"That's strange!"　I thought.　"The driver said 10 a.m. and here we are.　What's the problem?"

　　C　Off we went to visit the next place — a local museum.　"We'll be here for 20 minutes," the driver said.　"Come back at 10:45."　This time, my friend and I were determined not to be late. Every few minutes, we checked our watches.　We hurried around the museum, but couldn't enjoy it because of the time pressure.　We got back to the bus at 10:45 on the dot.　Right on time!　**ア**　, just like before, everybody was already on the bus, sitting in their seats, staring out the windows and waiting impatiently.　"That's not fair!"　I said to my friend.　"It's exactly 10:45.　How come we're still late?"

　　D　Something was strange!　For the rest of the tour, we carefully observed our fellow tourists.　Slowly, we began to understand the Japanese time system.　When the driver said, "Come back at 10:45," this was <u>a secret code</u>.　It really meant "Come back 5 minutes earlier than the time mentioned."　Being on time in Japan was much stricter than our casual approach in the U. S. and Canada!

問1　**33**　次の文は，本文中の空所　**A**　〜　**D**　のどこにあてはめると最も適切か。**A**〜**D** のうちから **1つ**選べ。

　　Different cultures measure time in different ways.

問2　**34**　空所　**ア**　を満たすのに最も適切なものを，**A**〜**D**のうちから**1つ**選べ。

　　A　Fortunately　　　**B**　Therefore　　　**C**　However　　　**D**　Moreover

問3　**35**　下線部（**イ**）にある "a secret code" というフレーズが指すものを，**A**〜**D**のうちから **1つ**選べ。

　　A　to come back a few minutes earlier　　　**B**　to delay the coming back time
　　C　to come back just on time　　　**D**　to observe other fellow tourists

問4　**36**　本文の内容に合致するものを，**A**〜**D**のうちから**1つ**選べ。

　　A　筆者と友達は，長年にわたって日本に住んでいた。

　　B　このツアーには，多くの外国人が参加していた。

　　C　このツアーのお寺の見学開始時刻は，午前9時半だった。

　　D　筆者と友達の感覚では，集合時間より2，3分遅れても「時間通り」だ。

問5 　37 ・ 38 において，本文の内容に合致するように，書き出しに続く最も適切なものを，
それぞれの**A**～**D**のうちから**1**つ選べ。

37 　The author is most likely from _____ .

A 　the U. S. A. 　　　**B** 　Canada 　　　**C** 　Japan 　　　**D** 　the U. K.

38 　According to this article, when the driver said, "Come back at 10:45," it really meant
"_____."

A 　Come back at 10:35 　　　**B** 　Come back at 10:40

C 　Come back at 10:45 　　　**D** 　Come back at 10:50

Ⅴ　以下の**A～E**の英文は，本来は**Aの部分から始まる**一つのまとまった文章だが，設問のために**B～E**は順番がばらばらになっている。**B～E**を正しく並べ替えたとき，設問 [39] ～ [43] に**該当する**記号を答えよ。なお，次に続くものがなく，それ自身が文章の最後である場合には，**J**をマークせよ。(15点)

[39]	**A**の次に続くもの
[40]	**B**の次に続くもの
[41]	**C**の次に続くもの
[42]	**D**の次に続くもの
[43]	**E**の次に続くもの

A　China's economy is developing at a very fast speed.　China is becoming a steadily more important trading partner to Japan.　In 2004, China became Japan's biggest trading partner for the first time with total trade (the combined value of exports and imports) reaching 22.2 trillion yen.　That year its total trade with the United States was 20.48 trillion yen.

B　All sorts of things are being exported from Japan to China these days.　Japan is not just exporting high value-added finished goods, but raw materials, high-tech parts, and manufacturing equipment.

C　China is increasing its exports of finished products that it assembles from these materials, parts, and equipment.　You might say that Japan and China are organizing a structural division of labor.

D　When Japan started to import large quantities of cheap products made in China with cheap Chinese labor, some people saw China as an "economic threat" and thought that cheap Chinese products might overwhelm the Japanese market.　Cheap Chinese imports were also seen as one of the causes of Japan's deflation.

E　At present, however, exports from Japan to China are greater than imports from China to Japan.　Because China's domestic consumption continues to grow, China represents a huge possible market for Japanese companies.

化 学

問題

29年度

11月12日試験

次の $\boxed{I}$〜$\boxed{IV}$ の各設問の解答を，指示に従ってそれぞれの解答群（**A**，**B**，**C**，…）のうちから選んで解答用紙にマークせよ。

必要であれば，定数および原子量は次の値を用いよ。また，標準状態は，0℃，1.0×10^5 Pa とする。なお，問題文中の体積の単位記号Lは，リットルを表す。

（定　数）気体定数　　　　$R = 8.3 \times 10^3$ Pa·L/(K·mol)

　　　　　ファラデー定数　$F = 9.65 \times 10^4$ C/mol

　　　　　アボガドロ定数　$N_A = 6.02 \times 10^{23}$/mol

（原子量）H　1.0　　　He　4.0　　　C　12　　　N　14　　　O　16　　　Na 23　　　Al 27

　　　　　S　32　　　Cl 35.5　　　Ar 40　　　K　39　　　Ca 40　　　Mn 55　　　Fe 56

　　　　　Cu 64　　　Zn 65　　　Ag 108　　　Pb 207

$\boxed{I}$　次の**問1**〜**問5**に答えよ。(21点)

問1　$\boxed{\text{1}}$　次の表は元素**ア**〜**ク**の電子配置を示している。下の記述①〜③にあてはまる元素の組合せとして最も適切なものを，その下の**A**〜**H**のうちから**1つ**選べ。ただし，**K**，**L**，**M**は電子殻を表す。

電子殻＼元素	ア	イ	ウ	エ	オ	カ	キ	ク
K	2	2	2	2	2	2	2	2
L	1	4	6	7	8	8	8	8
M						2	4	7

①　2価の陽イオンになったとき，**オ**と同じ電子配置をとる元素

②　**キ**と同族の元素

③　電気陰性度が最も大きい元素

	A	B	C	D	E	F	G	H
①	ウ	ウ	ウ	ウ	カ	カ	カ	カ
②	イ	イ	ク	ク	イ	イ	ク	ク
③	エ	ア	エ	ア	エ	ア	エ	ア

問2　[　2　]　次のA〜Eのうちから，配位結合を含み，かつ非共有電子対が1組であるものを1つ選べ。

A　メタン　　　　　　B　塩化水素　　　　　C　アンモニウムイオン

D　水酸化物イオン　　E　オキソニウムイオン

問3　[　3　]　次の物質の組合せA〜Eのうちから，いずれも無極性分子である組合せとして最も適切なものを1つ選べ。

A　CCl_4, C_2H_6　　　B　H_2O, NH_3　　　C　CO_2, HCl

D　CH_3OH, H_2S　　E　Br_2, HF

問4　[　4　]　次の分子A〜Eのうちから，構造式で表したときに価標の数が最も多いものを1つ選べ。

A　フッ化水素　　　　B　過酸化水素　　　　C　アンモニア

D　四塩化炭素　　　　E　エチレン

問5　[　5　]　酸素に関する次の記述A〜Eのうちから，下線部が単体ではなく，元素の意味で使われているものを2つ選べ。

A　オゾンと<u>酸素</u>は同素体である。

B　水分子は<u>酸素</u>と水素からできている。

C　二酸化炭素には<u>酸素</u>が含まれている。

D　赤さびは鉄と<u>酸素</u>が反応してできる。

E　乾燥した空気には<u>酸素</u>が2番目に多く含まれている。

Ⅱ　次の問1〜問5に答えよ。(22点)

問1　6　3.0 g のエタン C_2H_6 を完全燃焼させるのに必要な酸素の体積は，標準状態で何 L か。最も近い数値を，次の A〜F のうちから1つ選べ。ただし，酸素はすべて燃焼に使われたものとする。

A　4.5　　B　5.6　　C　6.7　　D　7.8　　E　8.9　　F　10.0

問2　7　滴定に関する次の記述の　ア　〜　ウ　に入る語句または数字の組合せとして最も適切なものを，下の A〜H のうちから1つ選べ。

濃度不明の酢酸水溶液 20 mL に指示薬として　ア　溶液を2滴加え，0.20 mol/L の水酸化カリウム水溶液で中和滴定すると，12 mL 加えたところで指示薬の色が　イ　に変化した。酢酸水溶液の濃度は　ウ　mol/L と考えられる。

	ア	イ	ウ
A	メチルオレンジ	橙黄色から赤色	0.12
B	メチルオレンジ	赤色から橙黄色	0.12
C	メチルオレンジ	橙黄色から赤色	0.24
D	メチルオレンジ	赤色から橙黄色	0.24
E	フェノールフタレイン	無色から赤色	0.12
F	フェノールフタレイン	赤色から無色	0.12
G	フェノールフタレイン	無色から赤色	0.24
H	フェノールフタレイン	赤色から無色	0.24

問3　8　次の反応式①〜③の下線を引いた原子に関する下の記述ア〜ウの正誤の組合せとして正しいものを，その下の A〜H のうちから1つ選べ。

① 2 <u>Cu</u>O ＋ C ⟶ 2 Cu ＋ CO_2

② Fe_2O_3 ＋ 2 <u>Al</u> ⟶ 2 Fe ＋ Al_2O_3

③ <u>Fe</u> ＋ S ⟶ FeS

ア　①では還元されている。

イ　②では酸化されている。

ウ　③では酸化されている。

	A	B	C	D	E	F	G	H
ア	正	正	正	正	誤	誤	誤	誤
イ	正	正	誤	誤	正	正	誤	誤
ウ	正	誤	正	誤	正	誤	正	誤

問4　9　蒸留を行うために次の図の装置を組み立てた。この図に関する下の記述 **A～E** のうちから，適切なものを **2つ** 選べ。

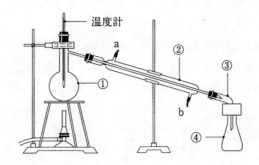

A　②に通す冷却水は a から b の方向へ流す。

B　温度計の球部は液体内に入れる。

C　③と④の接続部分は密栓しない。

D　蒸留する液体の量はフラスコの半分以下にする。

E　①に入れる沸騰石は液体の温度が十分に上がってから加える。

問5　10　次の図は，1.0×10^5 Pa での水の状態変化を示したものである。この図に関する下の記述 **ア～ウ** の正誤の組合せとして正しいものを，その下の **A～H** のうちから **1つ** 選べ。

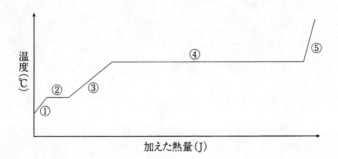

ア　①の状態はすべて固体である。

イ　加熱していくとき，②で起きている現象は融解であり，④で起きている現象は沸騰である。

ウ　⑤の状態の分子間の距離は，③の状態の分子間の距離よりも大きい。

	A	B	C	D	E	F	G	H
ア	正	正	正	正	誤	誤	誤	誤
イ	正	正	誤	誤	正	正	誤	誤
ウ	正	誤	正	誤	正	誤	正	誤

Ⅲ　次の**問1**〜**問5**に答えよ。(24点)

問1　| 11 |　コロイドに関する次の記述**ア〜ウ**と関係の深い語句の組合せとして最も適切なものを，下の**A〜H**のうちから**1つ**選べ。

ア　コロイド溶液に横から光束を当てると，光の通路が輝いて見える。

イ　親水コロイドに多量の電解質を加えると，コロイド粒子が沈殿する。

ウ　水との親和性が低く，同種の電荷の反発により分散している。

	ア	イ	ウ
A	ブラウン運動	塩析	保護コロイド
B	ブラウン運動	塩析	疎水コロイド
C	ブラウン運動	凝析	保護コロイド
D	ブラウン運動	凝析	疎水コロイド
E	チンダル現象	塩析	保護コロイド
F	チンダル現象	塩析	疎水コロイド
G	チンダル現象	凝析	保護コロイド
H	チンダル現象	凝析	疎水コロイド

問2 12 次の図はジエチルエーテル，エタノール，および水の蒸気圧曲線と，蒸気圧の測定装置を示したものである。3本の蒸気圧曲線はジエチルエーテル，エタノール，水のいずれかにあたる。この図に関する下の記述**ア～ウ**の正誤の組合せとして正しいものを，その下の**A～H**のうちから**1つ**選べ。

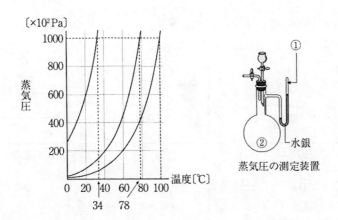

蒸気圧の測定装置

ア ①の部分は水銀の蒸気で満たされており，その圧力は蒸気圧と一致する。

イ ②の部分には蒸気圧を測定する物質が入っており，一定の温度に保たれている。

ウ 78℃におけるエタノールの蒸気圧は 1000×10^2 Pa である。

	A	B	C	D	E	F	G	H
ア	正	正	正	正	誤	誤	誤	誤
イ	正	正	誤	誤	正	正	誤	誤
ウ	正	誤	正	誤	正	誤	正	誤

問3 　13　 次の熱化学方程式で表される可逆反応が平衡状態にあるとき，アンモニアの生成量，圧力，および温度の関係を最も適切に表したグラフを，下の**A**～**F**のうちから**1つ**選べ。ただし，温度は変化させないものとする。

$$N_2(気) + 3H_2(気) = 2NH_3(気) + 92\,kJ$$

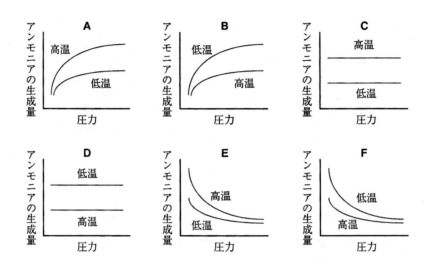

問4 　14　 次の図はアンモニアの生成熱に関するエネルギー図を示したものである。N−Hの結合エネルギーを386 kJ，N≡Nの結合エネルギーを928 kJとすると，H−Hの結合エネルギーは何kJ/molか。下の**A**～**E**のうちから，最も近い数値を**1つ**選べ。

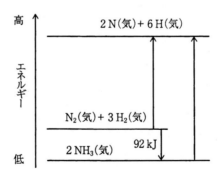

A 46 　　**B** 138 　　**C** 432 　　**D** 648 　　**E** 1296

問5　　15　　次の図に示す電池および電気分解に関する下の記述の　ア　～　カ　にあてはまる
語句の組合せとして最も適切なものを，その下のA～Hのうちから1つ選べ。

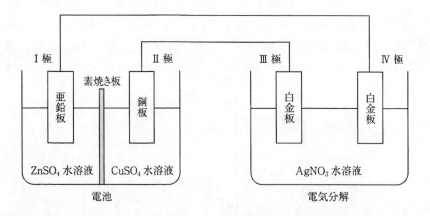

電池では，I極で　ア　反応が起こり，II極で　イ　反応が起こる。一方，電気分解で
は，III極が　ウ　となって，電子を　エ　反応が起こり，IV極が　オ　となって，電子
を　カ　反応が起こる。

	ア	イ	ウ	エ	オ	カ
A	酸化	還元	陰極	受け取る	陽極	失う
B	酸化	還元	陰極	失う	陽極	受け取る
C	酸化	還元	陽極	受け取る	陰極	失う
D	酸化	還元	陽極	失う	陰極	受け取る
E	還元	酸化	陰極	受け取る	陽極	失う
F	還元	酸化	陰極	失う	陽極	受け取る
G	還元	酸化	陽極	受け取る	陰極	失う
H	還元	酸化	陽極	失う	陰極	受け取る

Ⅳ　次の**問1**〜**問4**に答えよ。(33点)

問1　次の図のように，不純物を含む銅片 0.45 g をふたまた試験管の突起がついた側にいれ，反対側に溶液①を入れた。ふたまた試験管を傾け，溶液①と銅片を反応させ二酸化窒素を発生させた。発生した二酸化窒素は，1.0×10^5 Pa，27℃ で 249 mL であった。　**16**　・　**17**　に答えよ。ただし，溶液①は銅片が完全に反応するのに十分な量があったとする。また，不純物は溶液①と反応しないものとする。

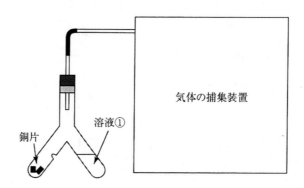

　16　用いた溶液①および気体の捕集方法として最も適切な組合せを，次の**A**〜**I**のうちから**1つ**選べ。

	溶液①	捕集方法
A	アンモニア水	上方置換
B	アンモニア水	下方置換
C	アンモニア水	水上置換
D	希硝酸	上方置換
E	希硝酸	下方置換
F	希硝酸	水上置換
G	濃硝酸	上方置換
H	濃硝酸	下方置換
I	濃硝酸	水上置換

　17　用いた銅片の純度(%)に最も近い数値を，次の**A**〜**H**のうちから**1つ**選べ。

A 98　　**B** 82　　**C** 71　　**D** 64

E 49　　**F** 41　　**G** 36　　**H** 32

問2　次の図は，ベンゼンから赤色染料である p - ヒドロキシアゾベンゼンを合成する反応図である。

18 〜 20 に答えよ。

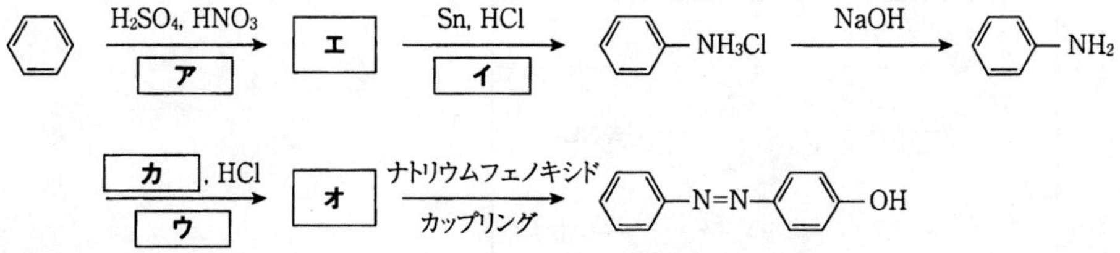

18 反応図中の ア 〜 ウ にあてはまる反応名の組合せとして最も適切なものを，次の
A〜Hのうちから1つ選べ。

	ア	イ	ウ
A	スルホン化	酸化	ジアゾ化
B	スルホン化	酸化	エステル化
C	スルホン化	還元	ジアゾ化
D	スルホン化	還元	けん化
E	ニトロ化	酸化	ジアゾ化
F	ニトロ化	酸化	けん化
G	ニトロ化	還元	ジアゾ化
H	ニトロ化	還元	エステル化

19 反応図中の エ ・ オ にあてはまる構造式の組合せとして最も適切なものを，次のA〜F のうちから**1つ**選べ。

	エ	オ
A	⬡—NO₂	⬡—N⁺≡NCl⁻
B	⬡—NO₂	HO—⬡—NH₂
C	⬡—NO₂	⬡—N=N—⬡
D	⬡—SO₃H	⬡—N⁺≡NCl⁻
E	⬡—SO₃H	HO—⬡—NH₂
F	⬡—SO₃H	⬡—N=N—⬡

20 反応図中の カ にあてはまる試薬として最も適切なものを，次のA〜Eのうちから**1つ**選べ。

A 硝酸ナトリウム　　B 亜硝酸ナトリウム　　C 硝酸アンモニウム
D 塩化アンモニウム　　E アンモニア

問3　<u>21</u>　カルボン酸に関する次の記述**ア**〜**ウ**にあてはまるものは，下の①〜⑥のうちどれか。正しい組合せを，その下の**A**〜**H**のうちから**1つ**選べ。

ア　脂肪酸の中で最も強い酸性を示す。

イ　加熱すると1分子の水を失い，分子内で環状の酸無水物となる。

ウ　分子内に不斉炭素原子をもつヒドロキシ酸である。

① 酢酸　　　　② ギ酸　　　　③ フマル酸

④ マレイン酸　　⑤ アクリル酸　　⑥ 乳酸

	A	B	C	D	E	F	G	H
ア	①	①	①	②	②	②	③	③
イ	③	③	④	③	④	④	④	⑤
ウ	⑤	⑥	⑥	⑥	⑤	⑥	②	②

問4　<u>22</u>　デンプン 13.5 g を溶かした水溶液に希硫酸を加えて加熱し，完全に加水分解すると，何gのグルコースが得られるか。最も近い数値を次の**A**〜**H**のうちから**1つ**選べ。

A　13.8　　　B　14.2　　　C　14.6　　　D　15.0

E　15.4　　　F　15.8　　　G　16.2　　　H　16.6

英　語

解答　　　29年度

Ⅰ

〔解答〕

問1. ① A　② A　③ B　④ C

問2. ⑤ B　⑥ D　⑦ C　⑧ A

Ⅱ

〔解答〕

問1. ⑨ D　⑩ A　⑪ C　⑫ B　⑬ C

　　⑭ C　⑮ B　⑯ D

問2. (1). ⑰ A　⑱ G　(2). ⑲ D　⑳ G

　　(3). ㉑ B　㉒ D　(4). ㉓ G　㉔ B

〔出題者が求めたポイント〕

問1. ⑨ enjoy oneself「愉快に過ごす」。⑩ be careful of A「Aに気をつける」。⑪ be written の受動態。⑫ 助動詞や不定詞の後ろには動詞の原形がくる。⑬ looking at us there は the girl を修飾する現在分詞が導く形容詞句。⑭ I want to study English there. が the university where I want to study English. になると考えるとよい。there は副詞なので関係副詞の where にする。⑮ look forward to Ving「Vすることを楽しみに待つ」。⑯ How have you been?「元気？どうしてた？」を意味する定型表現。

問2. (1) My dream is to become an international flight attendant. (2) I have never had such a wonderful experience in my life. (3) Do you mind if I sit next to you? (4) Did you know that Kobe is known as a fashionable city?

Ⅲ

〔解答〕

㉕ B　㉖ A　㉗ C　㉘ C　㉙ D

㉚ B　㉛ A　㉜ C

〔出題者が求めたポイント〕

㉕ Come on.「よしてよ」。㉖ say の他動詞の後ろの目的語がないことから whatever を選択する。㉗ 会話の返答として、Not really. と答えていること、肯定文であることを考えて nothing を選択する。㉘ if there's a bookstore nearby「もし近くに本屋があるなら」。㉙ 間接疑問なので疑問文の語順にはしない。We can decide where we want to go next.「次にどこに行きたいのかを決めれるよ」。㉚ do「間に合う、十分である」。We can eat if you want, but just a coffee will do until I get home.「もし君がそうしたいなら、食べよう。だけど、家に帰るまではコーヒーだけでも十分だよ」。㉛ rented が過去形なので last week を選択する。㉜ What kind of movies are they?「どんな種類の映画なの？」。

Ⅳ

〔解答〕

問1. ㉝ A　問2. ㉞ C　問3. ㉟ A

問4. ㊱ D　問5. ㊲ B　㊳ B

〔出題者が求めたポイント〕

日本に住んで間もない外国人である筆者が、日本人が多いバスツアーに参加したときの、文化による時間感覚の違いについて述べた文である。

問1. ㉝ Different culture measure time in different ways.「文化が異なれば、時間の測り方も異なる」。次の文に日本人の時間感覚との最初の出会いについて述べられている。

問2. ㉞ 時間通りに集合したにもかかわらず、周りの日本人の反応は遅れてきたときと同じであったことに注目する。

問3. ㉟ 次の文に注目する。It really meant "Come back 5 minutes earlier than the time mentioned."「それが実際に意味していたのは、言われた時間よりも5分早く戻ってこいということだった」。

問4. ㊱ 第2段落最終文に注目。問5. ㊲ 第1段落2文と第4段落最終文から、アメリカ人である友人と著者がバスツアーに参加したことが分かり、日本での時間通りは、アメリカやカナダよりもはるかに厳しいとあるので、カナダであると判断する。㊳ 5分前に戻ってくるというのが、日本の時間に対する暗号なので、10時40分を選択する。

Ⅴ

〔解答〕

㊴ D　㊵ C　㊶ J　㊷ E　㊸ B

〔出題者が求めたポイント〕

A→D→E→B→C の順番になる。B、C、D、Eの各選択肢のうち、Dのみが過去形になっている。㊴ Aの文とDの文には共に過去形がある。㊵ Bの文にある raw materials, high-tech parts, and manufacturing equipment は、Cの文では、these materials, parts, and equipment となっている。㊶ 最終文であると判断する。㊷ Eの文にある逆接の表現である however は、過去と現在を対比している。㊸ Eの文で、日本から中国への輸出が、中国から日本への輸入を上回っているとある。Bの文では、日本から中国へと輸出されている品目の説明がなされている。

化　学

解答　29年度

I

〔解答〕

問1　E　　問2　E　　問3　A

問4　E　　問5　B，C

〔出題者が求めたポイント〕

原子の構造と周期表（周期律），化学結合（共有結合，極性，構造式，電子式）

〔解答のプロセス〕

問1　各元素は次のとおり。

　ア：Li　イ：C　ウ：O　エ：F

　オ：Ne　カ：Mg　キ：Si　ク：Cl

　① イオンになって Ne（オ）と同じ電子配置をとるのは O^{2-}，F^-，Mg^{2+}。

　　2価の陽イオンであることに注意。

　② Si（キ）は14族。最外殻電子が4個の C（イ）が該当。

　③ 電子陰性度が最大の元素は F（エ），次いで O（ウ），Cl（ク）…の順となる。

　以上より，正しい組合せは選択肢 E となる。

問2　電子式は次のとおり。

A：H:C:H（構造式） 　　B：H:Cl:（構造式）

C：[H:N:H]⁺ 　　D：[O:H]⁻

E：[H:O:H]⁺

　NH_4^+（C）と H_3O^+（E）が有する共有電子対のうち，1つは配位結合による結合。また，⌐ が非共有電子対なので，該当するのは E である。

問3　無極性分子には次の2つのパターンがある。

　パターン①　結合の極性をもたない。

　パターン②　結合の極性をもつが，分子の形により，その極性が打ち消される。

A… CCl₄　（正四面体形）　⇒　パターン②

　　H₃C-CH₃（構造式）　⇒　パターン②

B… H_2O（折れ線形）　⇒　極性分子

　　NH_3（三角錐形）　⇒　極性分子

C… CO_2（直線形）　⇒　パターン②

　　HCl（直線形）　⇒　極性分子

D… （構造式 CH₃OH）　⇒　極性分子

　　H_2S（折れ線形）　⇒　極性分子

E… Br_2　⇒　パターン①

　　HF（直線形）　⇒　極性分子

　よって，該当する選択肢は A である。

問4　構造式は次のとおり。（　）内は価標の数。

A： H－F（1）　　　B： H－O－O－H（3）

C： H-N-H（3）　　　D： Cl-C-Cl（4）（構造式）

E： H₂C=CH₂（6）（構造式）

　よって，該当する選択肢は E である。

問5　単体は酸素ガス（O_2）のことで，文章を「酸素という気体」と読みかえると判別しやすい。

　また，元素は酸素原子を含むという意味で，「酸素という成分（原子）」と読みかえると判別しやすい。

A：単体…同素体は，同じ元素からなる単体で，性質が異なる物質どうしのこと。

　　オゾン O_3 と酸素 O_2 は代表的な同素体。

B：元素…水分子 H_2O は O と H からなる化合物。

C：元素…二酸化炭素 CO_2 は C と O からなる化合物。

D：単体…赤さび（主成分：Fe_2O_3）は，鉄 Fe と酸素 O_2 が化合することで生じる物質。

E：単体…空気中に含まれる気体には，窒素ガス N_2（78％），酸素ガス O_2（21％）が含まれている。

II

〔解答〕

問1　D　　問2　E　　問3　A

問4　C，D　　問5　A

〔出題者が求めたポイント〕

化学反応式（量的関係），中和反応，酸化還元反応，混合物の分離（蒸留），物質の三態（状態変化）

〔解答のプロセス〕

問1　$2C_2H_6 + 7O_2 \longrightarrow 4CO_2 + 6H_2O$
（分子量30）

$$（必要な O_2）= \frac{3.0}{30} \times \frac{7}{2} \times 22.4$$

　　　　エタン(mol)　O₂(mol)

$$= 7.84（L）$$

　よって，D が正解。

問2　弱酸である CH_3COOH と強塩基である KOH との中和反応で生じる CH_3COOK は加水分解し弱塩基性を示すので，変色域も塩基性側にあるフェノールフタレインを用いる。

$$KOH + CH_3COOH \longrightarrow CH_3COOK + H_2O$$

CH_3COOHaq を x mol/L とすると滴定の量的関係より，

$$x（mol/L）\times \frac{20}{1000}（L）\times 1$$

$$= 0.20 (\text{mol/L}) \times \frac{12}{1000} (\text{L}) \times 1$$

$$x = 0.12 (\text{mol/L})$$

問3　酸化数が増加していれば酸化，減少していれば還元されている。

① $\underset{+2}{\underline{Cu}}O \longrightarrow \underset{0}{\underline{Cu}}$　（還元された）

② $\underset{0}{\underline{Al}} \longrightarrow \underset{+3}{\underline{Al}}_2O_3$　（酸化された）

③ $\underset{0}{\underline{Fe}} \longrightarrow \underset{+2}{\underline{Fe}}S$　（酸化された）

よって，Aが正解。

問4

A（誤）　冷却効率を上げるため，bからaに水を流す。

B（誤）　蒸気の温度を測定するため，枝付きフラスコの枝分かれ部分に温度計の球部がくるようにする。

C（正）　蒸留を開始すると，④のフラスコ内の体積が増えるため，密栓しない。

D（正）　①のフラスコ内の液体の量は$\frac{1}{2}$〜$\frac{1}{3}$程度にする。

E（誤）　突沸を防ぐために沸騰石を加えるので，加熱前に突入する。

問5

ア（正）　①はすべて固体の状態で②に達すると融解しはじめる。

イ（正）　②は固体と液体が共存し，融解という状態変化がおこる。また，④で起きる状態変化は蒸発である。ただし，沸点に達しているので，内部から蒸発する沸騰もおこっている。

ウ（正）　⑤の状態（気体）の分子間距離は，③の状態（液体）の分子間距離よりも大きい。

Ⅲ

〔解答〕

問1　F　　問2　E　　問3　B
問4　C　　問5　D

〔出題者が求めたポイント〕

溶液の性質（コロイド），気体の性質（蒸気圧の測定），化学平衡，熱化学方程式，電池と電気分解

〔解答のプロセス〕

問1

ア：チンダル現象の説明文。コロイド粒子に光が当たり，散乱することで，光の通路が輝いて見える。なお，ブラウン運動はコロイド粒子に分散媒が衝突することでコロイド粒子が不規則に動く現象のこと。

イ：塩析の説明文。多量に電解質を加えると親水コロイド表面の水分子が取り除かれ，コロイド自体の電気的反発が弱まるため，コロイドが集合し沈殿する。なお，凝析は疎水コロイドが少量の電解質で沈殿する現象のこと。

ウ：疎水コロイドの説明文。なお，保護コロイドは，疎水コロイドの沈殿を防ぐために加えられた親水コロイドのこと。

問2

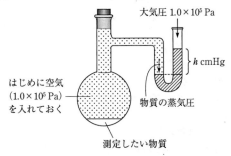

h cmHg に相当する圧力が測定したい物質の蒸気圧。

ア（誤）　①の上部は開放しており，大気圧がかかっている。

イ（正）　②には蒸気圧を測定する物質を気液平衡の状態になるよう入れる。

ウ（正）　1000×10^2Pa（大気圧）と蒸気圧が等しくなる温度が沸点である。よって，

沸点　34℃　　→　　ジエチルエーテル
　　　78℃　　→　　エタノール
　　　100℃　　→　　水

問3　$N_2(気) + 3H_2(気) = 2NH_3(気) + 92\,kJ$　……（＊）

ルシャトリエの原理より，高圧ほど気体の分子数が減少する方向に平衡が移動する。（＊）式においては，右方向，つまりアンモニア生成方向になるので，グラフは右上がりとなる。

一方，高温ほど吸熱方向へ平衡が移動する。（＊）式においては，左方向，つまりアンモニア減少方向になるので，生成量は高温の方が少なくなる。

よって，Bのグラフが適する。

問4　（反応熱）＝（生成物の結合エネルギーの総和）
　　　　　　　−（反応物の結合エネルギーの総和）

より，H−Hの結合エネルギーをE_{H-H}(kJ/mol)とすると，

$$92 = 2 \times \underset{\substack{NH_3の\\結合エネルギー}}{\underline{386 \times 3}} - (\underset{\substack{N_2の\\結合エネルギー}}{\underline{928}} + \underset{\substack{H_2の\\結合エネルギー}}{\underline{3E_{H-H}}})$$

$$E_{H-H} = 432 (\text{kJ/mol})$$

問5

電池 $\begin{cases} Ⅰ極（負極）：Zn \longrightarrow Zn^{2+} + 2e^-（酸化）\\ Ⅱ極（正極）：Cu^{2+} + 2e^- \longrightarrow Cu（還元）\end{cases}$

電気分解 $\begin{cases} Ⅲ極（陽極）：2H_2O \longrightarrow O_2 + 4H^+ + 4e^-（酸化）\\ Ⅳ極（陰極）：Ag^+ + e^- \longrightarrow Ag（還元）\end{cases}$

Ⅳ

〔解答〕

問1　⑯ H　　⑰ C
問2　⑱ G　　⑲ A　　⑳ B
問3　F　　問4　D

〔出題者が求めたポイント〕

化学反応式と量的関係，気体の発生法，芳香族化合物（ジアゾカップリング），脂肪族化合物（カルボン酸の性質），糖類

〔解答のプロセス〕

問1　16　NO_2 を発生させるには銅と濃硝酸を反応させる。NO_2 はわずかに水に溶ける，空気より重い気体であるため，下方置換法により捕集する。

17　$Cu + 4HNO_3 \longrightarrow Cu(NO_3)_2 + 2NO_2 + 2H_2O$

発生した NO_2 は，状態方程式より，

$$n = \frac{PV}{RT} = \frac{1.0 \times 10^5 \times 249 \times 10^{-3}}{8.3 \times 10^3 \times 300}$$
$$= 10 \times 10^{-3} (mol)$$

よって，反応した Cu は係数比より

$$Cu : 10 \times 10^{-3} \times \frac{1}{2} = 5 \times 10^{-3} (mol)$$

銅片 0.45 g に含まれていた Cu は

$$5 \times 10^{-3} \times 64 = 0.32 (g)$$

であることから，

$$純度(\%) = \frac{0.320}{0.45} \times 100$$
$$\fallingdotseq 71 (\%)$$

問2　18～19　反応経路は次のとおり。

20　ジアゾ化に用いる薬品は亜硝酸ナトリウム（$\underline{NaNO_2}$）である。

問3

ア．ギ酸の説明文。

イ．マレイン酸の説明文。

マレイン酸　　　　無水マレイン酸

ウ．乳酸の説明文。

C^*：不斉炭素原子

よって，F が正解。

なお，アクリル酸は次のような構造。

問4　おこる反応は次のとおり。

$$\underset{\substack{デンプン \\ 分子量：162n}}{(C_6H_{10}O_5)_n} + nH_2O \longrightarrow \underset{\substack{グルコース \\ 分子量：180}}{nC_6H_{12}O_6}$$

得られるグルコース：$\underset{\substack{デンプン \\ (mol)}}{\frac{13.5}{162n}} \times n \underset{\substack{グルコース \\ (mol)}}{} \times 180 = 15.0 (g)$

平成28年度

問 題 と 解 説

英　語

問題

28年度

11月7日試験

Ⅰ　各問に答えよ。（44点）

問1　　1　～　3　において，下線部の発音が他と**異なるもの**を，それぞれの**A～D**のうちから
1つ選べ。

1	A	li<u>l</u>y	B	sup<u>pl</u>y	C	re<u>pl</u>y	D	ap<u>pl</u>y

2	A	d<u>ear</u>	B	b<u>ear</u>d	C	p<u>ear</u>l	D	f<u>ear</u>

3	A	bo<u>th</u>	B	ba<u>th</u>e	C	<u>th</u>ousand	D	clo<u>th</u>

問2　　4　～　6　において，最も強く読む音節の位置が他と**異なるもの**を，それぞれの**A～D**の
うちから**1つ**選べ。

4	A	main-tain	B	cer-tain	C	con-tain	D	re-main

5	A	ad-mire	B	ne-glect	C	man-age	D	ad-vise

6	A	crit-i-cize	B	es-ti-mate	C	im-i-tate	D	in-ter-rupt

問3　　7　～　11　下線部の意味に最も近いものを，それぞれの**A～D**のうちから**1つ**選べ。

7　It is no <u>use</u> trying to separate us.

A matter　　B good　　C longer　　D wonder

8　We <u>look up to</u> him because of his intelligence.

A watch　　B despise　　C respect　　D overlook

9　He will be back <u>before long</u>.

A as yet　　B forever　　C soon　　D at first

10　She <u>is most likely to</u> come.

A will probably　　B loves to　　C would like to　　D has to

11　I wish Jane would <u>mind her own business</u>.

A set up a company

B keep her own business running smoothly

C not give up her own business

D not bother with other people's affairs

問4 | 12 |〜| 16 | において，空所を満たすのに最も適切なものを，それぞれの**A〜D**のうちから

1つ選べ。

| 12 | I am going away [____] the end of January.

A at   **B** on   **C** in   **D** over

| 13 | I prefer tea [____] coffee.

A to   **B** than   **C** as   **D** against

| 14 | When Lisa went to Japan, she had to get used [____] on the left.

A driving   **B** to driving   **C** to drive   **D** not driving

| 15 | The bus service is excellent. Buses run [____] 10 minutes.

A each   **B** any   **C** all   **D** every

| 16 | Helen : What day of the week is today?

Mai : [____]

A Monday is the first day of the week.

B It's Wednesday today.

C It is going to rain today.

D Today is my birthday.

問5 | 17 |〜| 22 | 次の日本文の意味になるように，(1)〜(3)のそれぞれの**A〜G**を最も適切な順序

に並べかえて英文の空所を満たし，そのとき**3番目**と**5番目**に来るものを選べ。ただし，文頭に来る語も

すべて小文字で表示している。

(1) 真夜中に2人の男がその家に入っていくのが目撃された。

Two men [____] [____] | 17 | [____] | 18 | [____] [____] of the night.

A seen   **B** were   **C** the house   **D** enter

E to   **F** in   **G** the middle

(2) 中国の人口は日本の約10倍である。

The population of China is [____] [____] | 19 | [____] | 20 | [____] [____] Japan.

A about   **B** as large   **C** that   **D** ten

E as   **F** of   **G** times

(3) 10分歩くと私たちは駅に着いた。

[____] [____] | 21 | [____] | 22 | [____] [____] station.

A brought   **B** minutes'   **C** ten   **D** to

E us   **F** walk   **G** the

Ⅱ 次の会話文の空所 23 ～ 29 を満たすのに最も適切なものを，それぞれの**A ～ D**のうちから
1 つ選べ。(21点)

Chie and Ken are talking in the living room.

Chie : Mom and Dad have been married for 15 years.　Let's do something special for them.

Ken : Sounds good.　 23

Chie : Good idea!　What do you think they would like to eat?

Ken : I have a more important question.　What should we make?

Chie : We'd better make 24 as we don't have much time.

Ken : Green salad with cheese is delicious.

Chie : Oh, it's easy and it tastes good.　After the salad, we need some kind of meat.

Ken : 25 roast chicken?

Chie : Yes, roast chicken with spring vegetables.　Mom loves chicken and Dad loves vegetables.

Ken : And they 26 love sweets.

Chie : That's right.

Ken : We could buy an anniversary cake.

Chie : OK.　 27 and then we'll go shopping.

Ken : Why not?　We need tomatoes, cheese, chicken, vegetables, and an anniversary cake.

Chie : Let's get some flowers, too.　Mom loves flowers.

Ken : 28 　Let's go to the shopping mall.　It's three o'clock now.

　　　 29 , we can get everything done before Mom and Dad get home.

Chie : OK. Let's go!

23	**A** We could arrange a trip for them.	**B** We could cook a nice dinner for them.
	C I haven't finished my homework.	**D** I can bake cookies for them.

24	**A** something easy	**B** some delicious food
	C some low-calorie food	**D** an unusual dish

25	**A** How far	**B** What is
	C How about	**D** Why do you know

26	**A** both	**B** neither
	C don't	**D** ought to

| 27 | A | Let's make the invitation list | B | Let's start our homework |
| | C | Let's make a list of things we need | D | Let's take a picture for them |

| 28 | A | I'm sorry. | B | You're right. |
| | C | She wouldn't. | D | Let's get it. |

| 29 | A | Generally speaking | B | To tell the truth |
| | C | If we hurry | D | Just a moment |

III 次の英文を読んで，各問に答えよ。(20点)

When I moved to Japan five years ago, I knew very little about the country I would soon call home, and the simple act of saying "hello" in a new language filled me with terror.　I settled into my new town in Mie Prefecture, and grew worried that I would never make any friends.

What could I even talk to <u>potential friends</u> about?　I could ask for basic information, but not much
(ア)
more.　It's tough to build friendships when all you can say is "Where are you from?" over and over again.　　A

One day shortly after moving to Mie, I went to a local electronics store and wandered around aimlessly.　A song played over the shop's sound system, and I became hypnotized.　<u>This tune was like</u>
(イ)
<u>nothing I had ever heard before</u> — it sounded like an android was singing the words, while the music itself was the happiest pop creation I could possibly imagine.　I listened to the whole song, which probably made the employees near me concerned.　　B

Thanks to the magic of YouTube, I soon figured out the name of the song.　It was *Love the World* by Perfume, a techno-pop trio from Hiroshima.　They released a new album the week before my flight touched down in Japan, and I bought it as soon as my first pay appeared in my bank account.

I loved it — Perfume's music mixed cutting-edge electronic sounds with human emotion.　When I had enough cash in my pockets, I purchased every album the group had released.　　C

<u>Something funny</u> happened in Mie, though, after that fateful trip to the electronics store.
(ウ)
Suddenly, I had something to chat about with the people around me.　The students I taught at the time enthusiastically asked me who my favorite member was, while drinking parties ending in karaoke with my co-workers suddenly became easier thanks to my bad singing of Perfume's biggest hits.　　D

Even conversing with strangers — once my biggest source of anxiety, whether at a bar on Friday night or at the supermarket picking up bread — became easy.　　エ　, I managed to meet interesting people around the same age as me and make friends.

（注）　hypnotize：魅了する　　　　android：アンドロイド（人間そっくりのロボット）
　　　　cutting-edge：最先端の　　　converse：会話する

問1　　30　　下線部（ア）の意味に最も近いものを，A〜Dのうちから1つ選べ。

A　Friends who hopefully have a great ability

B　People whom you may make friends with

C　People whom you can say hello to as friends

D　Friends whom you can ask for basic information

問2　| 31 |　下線部（**イ**）の内容に最も近いものを，**A〜D**のうちから**1つ**選べ。

  A　I had heard nothing about the tune before.

  B　I had never heard a tune like this before.

  C　I heard the tune before and I didn't like anything about it.

  D　The tune was unfamiliar to me so I wouldn't like it.

問3　| 32 |　下線部（**ウ**）の内容に**合致しない**ものを，**A〜D**のうちから**1つ**選べ。

  A　I had the fateful trip to the electronics store.

  B　I had something to chat about with the people around me.

  C　I was asked who my favorite member was.

  D　Drinking parties ending in karaoke became easier.

問4　| 33 |　空所　| **エ** |　を満たすのに最も適切なものを，**A〜D**のうちから**1つ**選べ。

  A　As yet　　　**B**　Not yet　　　**C**　Better yet　　　**D**　Worse yet

問5　| 34 |　次の文は本文中の空所　| **A** |　〜　| **D** |　のどこに当てはめると最も適切か。**A〜D**の

うちから**1つ**選べ。

  "Why is that guy just staring off in space?"

問6　| 35 |　本文の内容に合致するものを，**A〜D**のうちから**1つ**選べ。

  A　When I first came to Japan, I knew a lot about the country.

  B　I first listened to the song *Love the World* by Perfume in karaoke.

  C　Perfume released a new album the week after I arrived in Japan.

  D　Perfume's music helped me to have a conversation even with strangers.

Ⅳ　以下のＡ〜Ｅの英文は，本来はＡの部分から始まる１つのまとまった文章だが，設問のためにＢ〜Ｅ
は順序がばらばらになっている。Ｂ〜Ｅを正しく並べ替えたとき， 36 〜 40 に該当する記号を
答えよ。なお，次に続くものがなく，それ自身が文章の最後になる場合には，Ｊをマークせよ。(15点)

36	Ａの次に続くもの
37	Ｂの次に続くもの
38	Ｃの次に続くもの
39	Ｄの次に続くもの
40	Ｅの次に続くもの

A　All living things are born, grow during their lifetime, and eventually die.　Chicks are born, grow to be adult chickens, and eventually die.　What would happen if no new chicks were born to replace those that died?

B　When you become an adult, the cells involved in growth reproduce more slowly, and as a result, dead cells are replaced more slowly, so slowly, in fact, that at about age twenty you stop growing.

C　Then the birth and death of cells come into balance.　For every new cell that reproduces and lives, another dies, so the number of cells stays about even.

D　There would be no more chickens in the world — they'd be extinct.　In order to keep themselves from dying out, all living things reproduce themselves.　"Reproduce" means to make again, or to make a copy.　Reproduction is the process of making again.

E　The cells in your body reproduce themselves and increase in number, which is how you grow. Every day, for example, some of your skin cells reproduce themselves and some of them die. As you get older and bigger, your skin cells reproduce faster than they die, so you can keep fitting into your skin.　As you grow taller, your bone cells make more bone cells.

化　学

問題　　　　　　　　28年度

11月7日試験

　次の I ～ IV の各設問の解答を，指示に従ってそれぞれの解答群（**A**，**B**，**C**，…）のうちから選んで解答用紙にマークせよ。

　必要であれば，原子量は次の値を用いよ。標準状態は，0℃，1.0×10^5 Pa とする。なお，問題文中の体積の単位記号Lは，リットルをあらわす。

（原子量）H　1.0　　　C　12　　　N　14　　　O　16　　　Na　23　　　Al　27　　　S　32
　　　　　Cl　35.5　　K　39　　　Ar　40　　　Ca　40　　　Cu　64　　　Zn　65　　　Pb　207

I　次の**問1**～**問5**に答えよ。(25点)

問1　　1　　物質に関する次の記述 **A**～**E** のうちから，最も適切なものを**1つ**選べ。

　A　1種類の元素だけでできている物質のみを，純物質という。

　B　何種類かの物質が共存している物質を，化合物という。

　C　2種類以上の元素でできている物質を，混合物という。

　D　1種類の元素でできていながら，互いに性質の異なる物質を，同素体という。

　E　1種類の物質からできており，それ以上ほかの物質に分けられないものを，単体という。

問2　　2　　身近な化学に関する次の記述 **A**～**E** のうちから，最も適切なものを**1つ**選べ。

　A　大気中のオゾンの増加が，地球温暖化の原因となっている。

　B　石油や天然ガスなどの化石燃料は，酸素や水素を主成分としている。

　C　石炭や石油には硫黄が含まれ，その酸化物は酸性雨の原因となっている。

　D　鉄は地殻中に最も多く含まれる金属元素であり，古くから利用されている。

　E　アルミニウムは自然界に単体として存在し，鉄よりも密度が小さい軽金属である。

問3 ┃**3**┃　次の化学式と電子式の組合せ **A ～ F** のうちから，**誤っているもの**を**1つ選べ**。

	化学式	電子式
A	Br_2	$: \overset{..}{\underset{..}{Br}} : \overset{..}{\underset{..}{Br}} :$
B	HCl	$H : \overset{..}{\underset{..}{Cl}} :$
C	H_3O^+	$\left[H : \overset{..}{O} : H \atop H \right]^+$
D	NH_4^+	$\left[{H \atop H : N : H} \atop H \right]^+$
E	OH^-	$\left[: \overset{..}{\underset{..}{O}} : H \right]^-$
F	C_2H_2	$H : \overset{..}{C} :: \overset{..}{C} : H$

問4 ┃**4**┃　原子の構造に関する次の記述 **A ～ E** のうちから，最も適切なものを**1つ選べ**。

A　原子の大きさは，原子核の大きさにほぼ等しい。

B　最も外側の電子殻が同じ原子どうしは，化学的性質が似ている。

C　原子の中心には，陽子を含む原子核があるので，原子は常に正の電荷を帯びている。

D　原子番号が同じで質量数の異なる原子を，互いに同位体（アイソトープ）という。

E　電気的に中性な原子の質量数は，その原子がもつ陽子の数と電子の数の和である。

問5 ┃**5**┃　次に周期表の一部を示している。表中の元素 **ア～キ** について，陽イオンと陰イオンの構成比が 1 : 2（陽イオン : 陰イオン）となるイオン結晶をつくる組合せはどれか。下の **A ～ E** のうちから，最も適切なものを**1つ選べ**。

周期＼族	1	2	3	4	5	6	7	8	9	10	11	12	13	14	15	16	17	18
1	ア																	
2														イ	ウ			
3	エ	オ											カ				キ	

A アとキ　　　**B** イとウ　　　**C** ウとエ　　　**D** オとキ　　　**E** カとキ

Ⅱ 次の**問1〜問5**に答えよ。（25点）

問1 ┃6┃ 融点に関する次の記述**ア〜ウ**の正誤の組合せとして最も適切なものを，下の**A〜H**の
うちから**1つ**選べ。

　ア イオン結晶の融点は比較的高く，常温・常圧で固体である。

　イ 分子結晶の融点は比較的低く，常温・常圧で液体や気体であるものもある。

　ウ 共有結合の結晶の融点は，極めて高い。

	A	B	C	D	E	F	G	H
ア	正	正	正	正	誤	誤	誤	誤
イ	正	正	誤	誤	正	正	誤	誤
ウ	正	誤	正	誤	正	誤	正	誤

問2 ┃7┃ 次の物質**A〜E**のうちから，物質量(mol)が**2番目に大きいもの**を**1つ**選べ。

　A 64 g の銅

　B 標準状態で 33.6 L のヘリウム

　C 1.0 mol のエタノールが完全燃焼したときに生成する水

　D 58.5 g の塩化ナトリウム中の塩化物イオン

　E 1.0 mol/L の水酸化ナトリウム水溶液 250 mL をつくるのに必要な水酸化ナトリウム

問3 ┃8┃ 次の反応式について，下線(**a**)〜(**e**)で示した分子およびイオンのうち，ブレンステッド・
ローリーの定義上の**酸としてはたらくもの**の組合せはどれか。下の**A〜F**のうちから，最も適切なものを
1つ選べ。

$$HCl + \underset{(a)}{H_2O} \rightleftarrows Cl^- + H_3O^+$$
$$NH_3 + H_2O \rightleftarrows \underset{(b)}{NH_4^+} + OH^-$$
$$HSO_4^- + H_2O \rightleftarrows \underset{(c)}{SO_4^{2-}} + H_3O^+$$
$$\underset{(d)}{H_2S} + 2\,NaOH \rightleftarrows Na_2S + 2\,H_2O$$
$$\underset{(e)}{CH_3COO^-} + HCl \rightleftarrows CH_3COOH + Cl^-$$

　A （**a**）と（**b**）　　　**B** （**a**）と（**d**）　　　**C** （**b**）と（**c**）

　D （**b**）と（**d**）　　　**E** （**c**）と（**d**）　　　**F** （**d**）と（**e**）

問4 　9　 ある容器に気体を入れた時の気体分子の速さの分布は，次の図に示す曲線**ア**（実線）で
あった。この分布を曲線**イ**（点線）のようにかえるためには，条件をどのようにすればよいか。下の**A〜E**
のうちから，最も適切なものを**1つ**選べ。

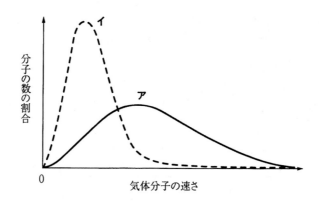

A　気体の種類を，分子量の小さいものにかえる。

B　気体の種類をかえずに，温度を上げる。

C　気体の種類をかえずに，温度を下げる。

D　気体の種類をかえずに，圧力一定のもとで分子数を増加させる。

E　気体の種類をかえずに，圧力一定のもとで分子数を減少させる。

問5 　10　 次の図は，塩化ナトリウムの溶解度（水100gに溶ける溶質の最大質量[g]の数値）と
温度の関係を示している。60℃で調製した塩化ナトリウムの飽和水溶液を30℃まで冷却したとき，
塩化ナトリウムの結晶が4.00g析出した。初めに調製した飽和水溶液は何gあったか。下の**A〜F**のうち
から，最も近い数値を**1つ**選べ。

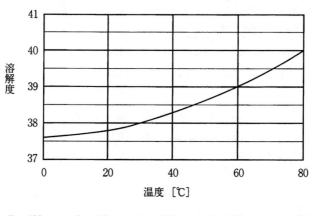

A　350　　　B　400　　　C　417　　　D　450　　　E　500　　　F　556

Ⅲ 次の**問1〜問5**に答えよ。(25点)

問1 | 11 | ハロゲンの性質に関する次の記述**ア〜ウ**にあてはまるものの組合せとして最も適切なものを，下の**A〜I**のうちから**1つ**選べ。

　ア 常温で赤褐色の液体で，水に少し溶ける。

　イ 水と激しく反応し，酸素を発生させる。

　ウ デンプン水溶液と反応して青紫色を示す。

	A	B	C	D	E	F	G	H	I
ア	Br_2	Br_2	Br_2	Cl_2	Cl_2	Cl_2	F_2	F_2	F_2
イ	Cl_2	F_2	I_2	Br_2	F_2	I_2	Cl_2	Br_2	I_2
ウ	F_2	I_2	Cl_2	F_2	I_2	Br_2	Br_2	I_2	Cl_2

問2 | 12 | 容積 22.4 L の容器に，水素とメタンの混合物が標準状態で入っている。この気体を完全燃焼させると 528 kJ の熱量が発生した。この気体の水素とメタンの体積比（水素：メタン）として最も適切なものを，次の**A〜I**のうちから**1つ**選べ。ただし，燃焼熱は，水素 286 kJ/mol とメタン 891 kJ/mol である。

A 1：9　　**B** 1：4　　**C** 3：7　　**D** 2：3　　**E** 1：1

F 3：2　　**G** 7：3　　**H** 4：1　　**I** 9：1

問3 | 13 | 第3周期の典型元素の代表的な酸化物に関する次の記述**ア〜ウ**にあてはまるものの組合せとして最も適切なものを，下の**A〜I**のうちから**1つ**選べ。

　ア 両性酸化物とよばれるもの

　イ 水と反応して強塩基性の水酸化物を生じるもの

　ウ Cl_2O_7 と同様に，水と反応して強酸性のオキソ酸を生じるもの

	A	B	C	D	E	F	G	H	I
ア	Na_2O	Na_2O	Na_2O	MgO	MgO	MgO	Al_2O_3	Al_2O_3	Al_2O_3
イ	SO_3	MgO	SiO_2	Na_2O	SO_3	SiO_2	Na_2O	MgO	SiO_2
ウ	SiO_2	SO_3	P_4O_{10}	SO_3	P_4O_{10}	P_4O_{10}	SO_3	SO_3	P_4O_{10}

問4 　14　　ある液体物質 1 mol を容積 V(L) の容器に入れると一部蒸発した。次の図は，温度を
ゆっくりと上げていきながら温度 T(K) と容器内の圧力 P(Pa) を測定し，グラフにしたものである。

　グラフの**ア－ウ**間はこの物質の蒸気圧曲線と一致し，**ウ－エ**間は直線であった。同じ物質 1 mol を
容積 $1.5\,V$(L) の容器に入れて，同じ実験を行ったときのグラフとして最も適切なものを，下の**A～F**
のうちから**1つ**選べ。ただし，物質の液体での体積は無視できるものとし，気体状態では理想気体として
ふるまうものとする。

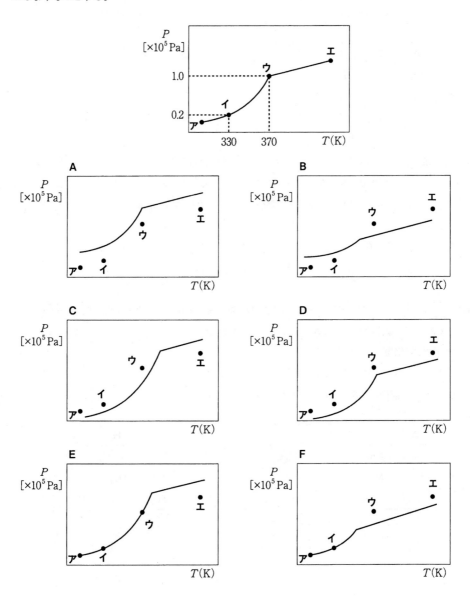

問5 　15　 次の図に示す電池に関する下の記述中の　ア　～　ウ　に入る語句の組合せとして
最も適切なものを，その下の**A**～**H**のうちから**1**つ選べ。

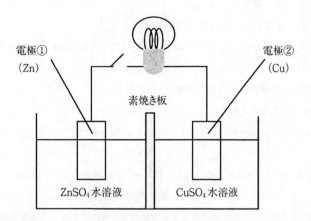

　スイッチを入れて豆電球を点灯させると電極①は　ア　され，その質量は　イ　する。電極①の
物質量が 0.0400 mol だけ変化するまで豆電球を点灯させたとき，豆電球に流れた電気量は　ウ　
C（クーロン）である。ただし，ファラデー定数は $9.65×10^4$ C/mol とする。

	ア	イ	ウ
A	酸化	増加	3860
B	酸化	増加	7720
C	酸化	減少	3860
D	酸化	減少	7720
E	還元	増加	3860
F	還元	増加	7720
G	還元	減少	3860
H	還元	減少	7720

Ⅳ 次の問1～問5に答えよ。(25点)

問1 ┃ 16 ┃ 炭化水素に関する次の記述A～Fのうちから，最も適切なものを1つ選べ。

A アルカンは，分子量が大きいものほど融点や沸点が低い。

B アルケンの二重結合の結合距離は，アルキンの三重結合の結合距離より短い。

C アルキンには，幾何異性体がある。

D シクロヘキサンの炭素原子間の結合角は，120°である。

E アルケンは，付加反応を起こしにくい。

F 同じ炭素数のシクロアルケンとアルキンは，互いに構造異性体である。

問2 ┃ 17 ┃ 炭素，酸素，水素だけからなる有機化合物**ア**を硫酸酸性下，過マンガン酸カリウム水溶液で酸化させたところ，中性の化合物**イ**を経て，酸性の化合物**ウ**が生じた。この化合物**ア**と**ウ**をそれぞれ0.020 molとり，充分量のナトリウムの単体と反応させたところ，どちらからも標準状態で224 mLの水素が発生した。有機化合物**ア**として最も適切なものを，次のA～Fのうちから1つ選べ。

```
A                 B                 C
   H                 H                 H
   |                 |                 |
H-C-OH            H-C-H             H-C-H
   |                 |                 |
H-C-H             H-C-OH            H-C-H
   |                 |                 |
H-C-H             H-C-H             C=O
   |                 |
   H                 H

D                 E                 F
   H                 H                 H
   |                 |                 |
H-C-OH            H-C-OH            H-C-H
   |                 |                 |
H-C-OH            H-C-OH            H-C-H
   |                 |                 |
   H              H-C-OH            C=O
                     |                 |
                     H                 OH
```

問3 ┃ 18 ┃ 次の化合物①～⑥のうち，銀鏡反応を示すものはいくつあるか。下のA～Fのうちから，最も適切なものを1つ選べ。

① CH_3OH ② $HCHO$ ③ CH_3CH_2OH

④ CH_3CHO ⑤ CH_3COCH_3 ⑥ $CH_3CH_2OCH_3$

A 1　　**B** 2　　**C** 3　　**D** 4　　**E** 5　　**F** 6

問4　19　合成有機高分子化合物であるものの組合せとして最も適切なものを次の**A～F**のうちから
1つ選べ。

A　石英，ポリエチレン

B　尿素樹脂，ナイロン

C　デンプン，シリカゲル

D　タンパク質，アスベスト

E　フェノール樹脂，ガラス

F　シリコーン樹脂，セルロース

問5　20　アニリン，トルエン，フェノールおよびフタル酸をジエチルエーテルに溶解させた混合
溶液を，次の図のように4つの層に分離した。下の記述**ア～ウ**の正誤の組合せとして最も適切なものを，
その下の**A～H**のうちから1つ選べ。

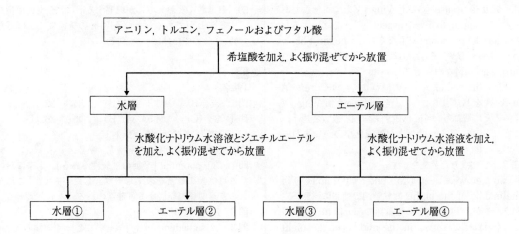

ア　水層①には，有機化合物は存在しない。

イ　フェノールとフタル酸は，同じ層に存在する。

ウ　エーテル層④にさらし粉水溶液を加えると，赤紫色を呈する。

	A	B	C	D	E	F	G	H
ア	正	正	正	正	誤	誤	誤	誤
イ	正	正	誤	誤	正	正	誤	誤
ウ	正	誤	正	誤	正	誤	正	誤

英　語

解答　28年度

Ⅰ

〔解答〕

問 1.　1. (A)　2. (C)　3. (B)

問 2.　4. (B)　5. (C)　6. (D)

問 3.　7. (B)　8. (C)　9. (C)　10. (A)　11. (D)

問 4.　12. (A)　13. (A)　14. (B)　15. (D)　16. (B)

問 5.　17. (E)　18. (C)　19. (G)　20. (E)　21. (F)
　　　　22. (E)

〔出題者が求めたポイント〕

発音・アクセント・同意表現・熟語・空所補充・前置詞・動名詞・形容詞・疑問文・整序問題・受動態・比較・無生物主語構文

問 3.　7. It is no use［good］Ving「V しても無駄である」。8. look up to ～ = respect ～「～を尊敬する」。9. before long = soon「まもなく」。10. be most likely to ～「もっとも V しそうである」。11. mind one's (own) business「余計なお世話だ」。

問 4.　12. at the end of ～「～の終わりに」。13. prefer A to B「A を B よりも好む」。14. get used to Ving「V することに慣れる」。15. every + 基数 + 複数名詞「～ごとに」。16. Helen は今日が何曜日なのかを尋ねている。

問 5.　以下に完成した英文を示す。

(1) Two men were seen (to) enter (the house) in the middle of the night. 知覚動詞は補語に原形不定詞を取るが、受動態になると補語の部分は to V［原形］としなければならない。in the middle of the night「真夜中に」。

(2) The population of China is about ten (times) as large (as) that of Japan. 倍数表現は副詞の as の前に置く。that は代名詞で、the population を指している。中国の人口と日本の人口を比較していることに注意。

(3) Ten minutes' (walk) brought (us) to the station. 無生物主語構文であり、日本語では主語の部分が副詞的に訳出されることが多い。

Ⅱ

〔解答〕

23. (B)　24. (A)　25. (C)　26. (A)　27. (C)　28. (B)
29. (C)

〔出題者が求めたポイント〕

会話問題・空所補充

　両親の結婚 15 周年を祝うために、登場人物である Chie と Ken が二人のためにお祝いを計画している状況での会話。

23. 次の発言で Chie が「よい考えだ。二人は何を食べたいと思う？」と Ken に聞いていることから判断する。

24. Chie の発言の as 以下に「時間があまりないので」という表現があることから判断する。

25. Ken が肉料理としてローストチキンを提案していると判断する。How about ～?「～ はどうですか」。

26. 次の Ken の発言で、記念日のケーキを買おうとしていることが分かるため、両親のどちらもが甘いものが好きであると判断する。

27. 次の発言で Ken が、必要な食材等を列挙していることから判断する。

28. 前の Chie の「お母さんは花が好きだ」という発言を受けた Ken の発言なので「その通りだ」を選択する。花は本文中に複数形で出ているので、(D) の Let's get it. は適さないと判断する。

29.「お母さんとお父さんが帰宅する前に、全ての準備をすることができる」という Ken の発言につなげるため、「急いでいけば」を選択する。

Ⅲ

〔解答〕

問 1.　30. (B)　　問 2.　31. (B)　　問 3.　32. (A)

問 4.　33. (C)　　問 5.　34. (B)　　問 6.　35. (D)

〔出題者が求めたポイント〕

内容把握・内容一致・空所補充・熟語

問 1.　30. potential「発展の可能性がある」。未来における可能性のことを表す形容詞。したがって、「これから友達関係に発展する可能性のある人々」と考える。

問 2.　31. 全訳参照。

問 3.　32. something funny「楽しいこと」。形容詞の funny は後ろから代名詞 something を修飾している。(A) の選択肢は、本文中では after 節の中にあることに注意。全訳参照。

問 4.　33. better yet「よりよいことに」。

問 5.　34. that guy が著者のことを指していると判断し、家電量販店の店員の心情表現であると考える。

問 6.　35. (A) a lot の部分が誤り。(B) in karaoke の部分が誤り。(C) after I arrived in Japan の部分が誤り。

〔全訳〕

　5 年前に日本に引っ越した時に、私はほとんど日本について知識がなく、すぐに本国に電話をしたものである。新しい言葉で「こんにちは」と言う単純な行為でさえ、私は恐怖で一杯になった。私は三重県にある新しい町に定住し、友達を一人も作ることができないのではないかと心配になった。

　いったい何をこれから友達になる人に対して話しかけることができるのだろう。基本情報を尋ねることはできるだろうが、それ以上についてはできないだろう。自分が言えることの全てが「どこの出身なのですか」であり、それを繰り返すことしかない時に、友情関係を確立するのは困難である。

　三重県に越して間もないある日に、地元の家電量販店

を訪れ、あてもなくぶらついた。ある曲が店の音響システムで流れており、私は魅了された。この曲のメロディーは、今までに私が聞いたことがないようなものだった。それはアンドロイドが歌っているように聞こえたが、音楽自体は何とか想像できたところでは最も楽しそうなポップであった。私はまるまる一曲を聴き、そのことがおそらくは私の近くにいた従業員を気がかりにさせた。「なぜあの男は宙を見ているのだけなのだろうか」。

YouTube の素晴らしさのおかげで、すぐに私はその曲名が分かった。広島県出身の三人組のテクノポップユニットである Perfume の Love the World であった。彼女らは、私の便が日本に着陸する一週間前に新しいアルバムをリリースした。私は最初の給料が銀行口座に振り込まれるとすぐに、そのアルバムを買った。

私は大いに気に入った。Perfume の音楽は最先端の電子音響と人間の感情を織り交ぜていた。私は十分なお金が手元にある時には、このグループがリリースしたあらゆるアルバムを購入した。

けれども、家電量販店に足を運んだあの運命的な出来事の後で、面白いことが三重で起こった。急に、私は自分の周りの人々と話す話題を持った。当時、私が熱心に教えていた生徒が、お気に入りのメンバーは誰なのかと尋ね、その一方で、私が Perfume の一番のヒット曲を下手に歌うおかげで、同僚とカラオケで終わることになる飲み会が、突如としてやりやすくなった。

見知らぬ人と話すときでさえ、かつては私にとって大きな不安の種であったが、それが金曜の夜のバーであれ、パンを手に取るスーパーマーケットであれ、簡単になった。今までのところ、私は自分と同じ年頃の面白い人々と出会い、友達になることができている。

Ⅳ
〔解答〕
36.（D）　37.（C）　38.（J）　39.（E）　40.（B）
〔出題者が求めたポイント〕
段落整序問題
A→D→E→B→C
36. A→D　仮定法が含まれるAの最終文を受けて、would を含むDの第一文が後続する。内容的にもニワトリの話が続いている。
37. B→C　大人になった時の細胞の複製の話がBの段落であり、その後の細胞の複製がCの段落にある。
38. C→J 本文が終わると判断する。
39. D→E 複製が何を意味しているのかが、Dの段落で定義され、Eの段落では成長過程での細胞の複製の話が続いている。
40. E→B 成長過程での細胞の複製の話を受けて、Bの段落では成人後の細胞の話が続いている。
〔全訳〕
あらゆる生物は生まれ、命の限り成長し、遂には死んでしまう。ヒヨコは生まれ、大人のニワトリになり、遂には死んでしまう。新しいヒヨコが死んでしまったニワ

トリに取って替わるために生まれなければ、何が起こるのだろうか。

世界にはそれ以上のニワトリが存在しなくなり、絶滅してしまうだろう。自らが死に絶えないように、あらゆる生物は複製する。「複製する」は再び作る、すなわちコピーを作ることを意味する。複製は再び作るという過程なのである。

体内の細胞は複製し、数を増やすことで、成長するのである。例えば、毎日、あなたの皮膚の細胞には複製するものもあれば、死んでしまうものもある。年を重ね、大きくなるにつれて、皮膚の細胞は死ぬよりも早く複製するので、あなたは自分の皮膚を維持することができるのである。背が高くなるにつれて、あなたの骨細胞はより多くの骨細胞を作る。

あなたが大人になる時、成長に関連する細胞はゆっくりと複製し、その結果として、死んだ細胞がゆっくりと置き換わることになる。実際は、それがあまりにもゆっくりとしているので、20歳の頃には成長しなくなるのである。

それから、細胞が生まれ、死ぬことが均衡を持つようになる。新たな細胞が複製し、生き、別の細胞が死ぬので、細胞の数はおおよその均衡を保つのである。

化　学

解答　28年度

推薦

I

〔解答〕

問1　D　　問2　C　　問3　F　　問4　D

問5　D

〔出題者が求めたポイント〕

物質の構成（純物質と混合物），無機総合（身の回りの化学），化学結合（電子式），原子の構造と周期表

〔解答のプロセス〕

問1　A：誤　1種類の元素だけでできている純物質を単体，2種類以上の元素でできている純物質を化合物という。

　　　B：誤　何種類かの物質が共存している物質を混合物という。

　　　C：誤　Aの解説参照。

　　　D：正　同じ元素でできている単体だが，結合の仕方や構造がちがうため，互いに性質の異なる物質どうしを同素体という。

　　　E：誤　1種類の物質からなるものを純物質といい，沸点などが固有の値をとる。そのため，物理的性質のちがいによってはほかの物質に分けることはできない。

問2　A：誤　地球温暖化の原因の1つが温室効果ガス（CO_2，フロン，CH_4 など）であるが，オゾンは温室効果ガスではない。

　　　B：誤　化石燃料は有機物なので，主成分は炭素や窒素などである。

　　　C：正　石炭や石油のような化石燃料は窒素，硫黄などが含まれ，これらを燃やすと，NO_x(NO，NO_2 など)や SO_x(SO_2 など)が発生する。これらが酸性雨の原因の1つとなっている。

　　　D：誤　地殻中に最も多く含まれる金属元素はアルミニウムである。なお，鉄はそれに次いで多く存在する。

　　　E：誤　アルミニウムはイオン化傾向が比較的大きく，天然にはボーキサイト($Al_2O_3 \cdot nH_2O$)として存在するものが多い。

問3　F：誤　C_2H_2(アセチレン)の電子式は次のとおり。

　　　H:C::C:H（構造式：H−C≡C−H）

問4　A：誤　原子の直径は約 10^{-8}cm で，原子核の直径（約 $10^{-13} \sim 10^{-12}$cm）に比べてかなり大きい。

　　　B：誤　最も外側の電子殻ではなく最外殻電子の数が同じ原子どうしは化学的性質が似ている。

　　　C：誤　原子の中心には，正電荷をもつ陽子と電荷をもたない中性子を含む原子核があ

り，その周りを負電荷をもつ電子がとりまいている。陽子の数と電子の数は等しく，原子全体では電気的に中性である。

　　　D：正

　　　E：誤　質量数は陽子の数と中性子の数の和のことである。

問5　陽イオン：陰イオン＝1：2（組成式 AB_2）のイオン結晶なので，2価の陽イオン A^{2+} と1価の陰イオン B^- との組み合わせである。

　　表中の元素では，A^{2+}…オ，B^-…キが該当する。

II

〔解答〕

問1　A　　問2　B　　問3　D　　問4　C

問5　F

〔出題者が求めたポイント〕

化学結合（結合と結晶），物質量，酸と塩基（ブレンステッド・ローリーの定義），反応の速さ，溶液の性質（固体の溶解度）

〔解答のプロセス〕

問1　A：正　イオン結晶は陽イオンと陰イオンが比較的強い結合力である静電気力により結合しており，融点は高く，固体である。

　　　B：正　分子結晶は弱い引力であるファンデルワールス力や水素結合によって結合しており，融点は低く，液体や気体のものもある。

　　　C：正　共有結合の結晶は原子どうしが強い結合力である共有結合により固体となっているため，極めて融点が高い。

問2　A：Cu(原子量 64)は $\dfrac{64}{64} = 1.0$(mol)

　　　B：He は $\dfrac{33.6}{22.4} = 1.5$(mol)

　　　C：C_2H_5OH 1 mol から H_2O は 3 mol 得られるので，$1.0 \times 3 = 3.0$(mol)

　　　D：NaCl(式量 58.5) 1 mol 中に Cl^- は 1 mol 含まれているので，

$\dfrac{58.5}{58.5} \times 1 = 1.0$(mol)

　　　E：必要な NaOH は $1.0 \times \dfrac{250}{1000} = 0.25$(mol)

以上，A～E より物質量が大きい順に並べると，

C＞B＞A＝D＞E

問3　ブレンステッド・ローリーの定義では，酸とは相手に H^+(陽子)を与えることができる物質，塩基とは相手から H^+(陽子)を受けとることができる物質のことである。

$$\underset{\text{塩基}}{HCl + \underline{H_2O}} \ \underset{H^+}{\rightleftarrows} \ Cl^- + H_3O^+$$

$$NH_3 + \underset{\text{酸}}{\underline{H_2O}} \ \underset{H^+}{\rightleftarrows} \ NH_4^+ + OH^-$$

$$HSO_4^- + H_2O \ \underset{H^+}{\rightleftarrows} \ \underset{\text{塩基}}{\underline{SO_4^{2-}}} + H_3O^+$$

$$\underset{\text{酸}}{\underline{H_2S}} + 2NaOH \ \underset{H^+}{\longrightarrow} \ Na_2S + 2H_2O$$

$$\underset{\text{塩基}}{CH_3COO^-} + HCl \ \underset{H^+}{\rightleftarrows} \ CH_3COOH + Cl^-$$

問4　気体分子の平均の速さを $\bar{v}$，分子量を M，絶対温度を T とすると，運動エネルギー $\frac{1}{2}M\bar{v}^2$ は T に比例する。

参考　気体分子の熱運動
$\left(\dfrac{1}{2}M\bar{v}^2 = \dfrac{3}{2}RT : R \text{ は気体定数} \right)$

つまり，$\bar{v}^2$ は T に比例する。曲線アを曲線イにかえるには，$\bar{v}$ を小さくすればよいので，T を小さくするとよい。

問5　初めの 60℃ の NaCl 飽和水溶液を x g とすると，60℃ の溶解度は図より 39 g なので，

$$NaClaq\ x\ g \begin{cases} NaCl（溶質）: x \times \dfrac{39}{100+39}\ (g) \\ 水（溶媒）: x \times \dfrac{100}{100+39}\ (g) \end{cases}$$

4.00 g 析出後の溶液は 30℃ で飽和している。

	はじめ	変化	
NaCl	$x \times \dfrac{39}{139}$	-4.00	(g)
水	$x \times \dfrac{100}{139}$		(g)
NaClaq	x	-4.00	(g)

30℃ の溶解度は図より 38 g なので，

$$\frac{\text{溶質}}{\text{溶媒}} = \frac{x \times \dfrac{39}{139} - 4.00}{x \times \dfrac{100}{139}} = \frac{38}{100}$$

$$x \times \frac{39 - 38}{139} = 4.00$$

$$x = 556 (g)$$

Ⅲ

〔解答〕

問1　B　　問2　F　　問3　G　　問4　F
問5　D

〔出題者が求めたポイント〕

非金属元素（ハロゲンの性質），物質の変化と熱，典型元素（第3周期の元素），気体の性質，電池（ダニエル電池）

〔解答のプロセス〕

問1　ア：ハロゲンの単体のうち，常温で液体なのは Br$_2$

である。
赤褐色で，水に少し溶け次のように反応する。
$$Br_2 + H_2O \rightleftarrows HBr + HBrO$$
イ：ハロゲンの単体のうち，最も強い酸化力をもつのは F$_2$ である。H$_2$O と次のように反応する。
$$2F_2 + 2H_2O \longrightarrow O_2\uparrow + 4HF$$
ウ：I$_2$ がデンプンのらせん構造に入り込むことで青紫色を呈する。（ヨウ素デンプン反応）

問2　22.4 L の容器に，H$_2$…x mol，CH$_4$…y mol 入っているとする。混合気体は標準状態で入っているので，
$$x + y = \frac{22.4}{22.4} = 1.0 (mol) \quad \cdots\cdots①$$
また，燃焼により発生した熱量から，
$$286 \times x + 891 \times y = 528 (kJ) \quad \cdots\cdots②$$
①，②を連立して，$x = 0.60 (mol)$，$y = 0.40 (mol)$
（体積比）＝（物質量比）なので，
水素：メタン ＝ 0.60：0.40
　　　　　　 ＝ 3：2

問3　第3周期の酸化物はその性質とともに覚えておきたい。
ア：両性元素（Al，Zn，Sn，Pb など）の酸化物のことで，このうち第3周期なのは Al。
イ：金属の酸化物を一般に塩基性酸化物という。第3周期で該当するものは，Na$_2$O と MgO。
$$\underset{\text{（強塩基性）}}{Na_2O + H_2O \longrightarrow 2NaOH}$$
$$\underset{\text{（弱塩基性）}}{MgO + H_2O \longrightarrow Mg(OH)_2}$$
ウ：非金属の酸化物を一般に酸性酸化物といい，水と反応するとオキソ酸を生じる。第3周期で該当するものは，次の4つ。

$$\begin{array}{lr} SiO_2 + H_2O \longrightarrow H_2SiO_3 & 弱 \\ P_4O_{10} + 6H_2O \longrightarrow 4H_3PO_4 & \\ SO_3 + H_2O \longrightarrow H_2SO_4 & \\ Cl_2O_7 + H_2O \longrightarrow 2HClO_4 & 強 \end{array}$$

（酸性）

問4　蒸気圧は温度が一定であれば決まった値を示す。問題のグラフより，この物質の蒸気圧は大概次のようなグラフとわかる。

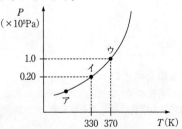

容積が V(L) のままで，温度を徐々に上げていくと，すべて気体となった後はボイル・シャルルの法則が成立する。V が一定であることより，
$$\frac{P}{T} = （一定） \quad （P \text{ と } T \text{ は比例関係}）$$
この直線が $(P, T) = (1.0 \times 10^5, 370)$ を通ることがグ

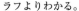

ラフよりわかる。

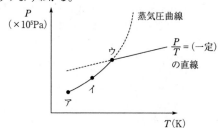

ここで，$V(L) \longrightarrow 1.5V(L)$ の容器に変える。蒸気圧曲線自体に変化はない。1.0 mol の物質がすべて気体になっているとき気体の圧力を $P'(Pa)$ とすると，同じ $T(K)$ においては，ボイルの法則より

$$P \times V = P' \times 1.5V \quad \therefore \quad P' = \frac{2}{3}P(Pa)$$

つまり，$\frac{P'}{T} = (一定)$ の直線は上記 $\frac{P}{T} = (一定)$ の直線より下にある。

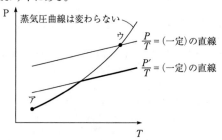

上図の太線部分が，容器内の圧力変化となる。

問5　図はダニエル電池である。

$$\begin{cases} (負極)\ Zn \longrightarrow Zn^{2+} + 2e^- \ (酸化反応) \\ (正極)\ Cu^{2+} + 2e^- \longrightarrow Cu \ (還元反応) \end{cases}$$

電極①(Zn 板)は負極なので，酸化(ア)され，極板が溶解するので，質量は減少(イ)する。Zn が 0.0400 mol だけ溶解したとき，流れた電子は，

$$0.0400 \times 2 = 0.0800 (mol)$$

なので，流れた電気量は，

$$9.65 \times 10^4 \times 0.0800 = 7720 (C) \cdots (ウ)$$

Ⅳ
〔解答〕

問1　F　　問2　A　　問3　B　　問4　B
問5　B

〔出題者が求めたポイント〕

脂肪族化合物(炭化水素の性質，アルコールの反応，銀鏡反応)，合成高分子化合物，芳香族化合物(有機化合物の分離)

〔解答のプロセス〕

問1　A：誤　アルカンの融点・沸点は分子量が大きくなるほど分子間力(ファンデルワールス力)が強くなるため，単調に増加する。

　　　B：誤　アルケンの二重結合の結合距離(0.134 nm)は，アルキンの三重結合の結合距離

(0.120 nm)より長い。これは，二重結合が σ 結合 1 本と π 結合 1 本でできているのに対し，三重結合は σ 結合 1 本と π 結合 2 本でできているからである。

　　　C：誤　アルキンは，幾何異性体が存在するような，立体構造をとらない。

　　　D：誤　シクロヘキサンの炭素原子は同一平面上にはなく，いす形，舟形などの立体構造をとる。原子間の結合角はメタンとほぼ同じ 109.5° となる。

　　　E：誤　アルケンの二重結合のうち，π 結合と呼ばれる弱い方の結合が切れやすく，付加反応が起こりやすい。

　　　F：正　シクロアルケン(環状構造を 1 つ，二重結合を 1 つもつ)の一般式は C_nH_{2n-2}，アルキン(三重結合を 1 つもつ)の一般式は C_nH_{2n-2} で構造異性体の関係である。

問2　酸化させて，中性の化合物(アルデヒド)を経て，酸性の化合物(カルボン酸)となることから，化合物アは第 1 級アルコールとわかる。選択肢のうち，該当する構造をもつのは，A，D，E。

また，ナトリウムの単体との反応は，

$$2R\text{-}OH + 2Na \longrightarrow 2R\text{-}ONa + H_2\uparrow$$
(アルコール)

$$2R\text{-}COOH + 2Na \longrightarrow 2R\text{-}COONa + H_2\uparrow$$
（カルボン酸）

ア，ウ 0.020 mol から発生した H_2 は

$$\frac{224}{22.4 \times 10^3} = 0.010 (mol)$$ なので，

ア，ウともに一価(官能基を 1 つだけもつ)であることがわかる。

問3　銀鏡反応を示すのはアルデヒドを有する化合物。該当するのは，②，④である。

問4　選択肢の高分子を分類すると次のようになる。

有機高分子化合物	無機高分子化合物
ポリエチレン	石英
尿素樹脂	シリカゲル
ナイロン	アスベスト
デンプン，タンパク質	ガラス
フェノール樹脂	シリコーン樹脂
セルロース	

(他)　核酸，ゴム　　　　　雲母，ケイ素など
　　　 ポリエステルなど

問5　各層は次のようになる

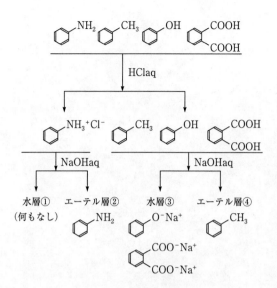

ア：正　　イ：正
ウ：誤　さらし粉水溶液で赤紫色を呈するのはアニリ
　　　　ンである。

平成27年度

問 題 と 解 説

英　語

問題　　　27年度

Ⅰ　各問に答えよ。（16点）

問1　　1　～　4　において，下線部の発音が他と**異なるもの**を，それぞれの**A〜D**のうちから1つ選べ。

1	A	th<u>u</u>mb	B	c<u>u</u>lture	C	b<u>u</u>ry	D	p<u>u</u>nish
2	A	w<u>ei</u>ght	B	c<u>ei</u>ling	C	v<u>ei</u>n	D	<u>ei</u>ght
3	A	mar<u>ch</u>	B	<u>ch</u>apter	C	<u>ch</u>urch	D	ar<u>ch</u>itect
4	A	<u>th</u>eory	B	me<u>th</u>od	C	nor<u>th</u>ern	D	fai<u>th</u>

問2　　5　～　8　において，最も強く読む音節の位置が他と**異なるもの**を，それぞれの**A ～ D**のうちから**1つ**選べ。

5	A	con-trol	B	pre-fer	C	ar-row	D	re-gret
6	A	pat-tern	B	com-fort	C	ho-tel	D	man-age
7	A	con-cen-trate	B	ad-van-tage	C	pas-sen-ger	D	dem-on-strate
8	A	tra-di-tion	B	en-ter-tain	C	guar-an-tee	D	in-ter-fere

Ⅱ　各問に答えよ。（28点）

問1　　9　～　12　において，空所を満たすのに最も適切なものを，それぞれの**A ～ D**のうちから**1つ**選べ。

9　David always ▢ his dog run free in the park.

A　allows　　　　B　lets　　　　C　takes　　　　D　does

10　The social problems we are facing today are quite different from ▢ of a decade ago.

A　one　　　　B　that　　　　C　these　　　　D　those

11　There is ▢ when this volcano will explode.

A　nothing to tell　　B　not to tell　　C　no telling　　D　no teller

12　You should read newspapers to keep up ▢ what is happening in the world.

A　with　　　　B　in　　　　C　to　　　　D　of

問2　　13　～　16　において，文法的に**適切でない部分**を，それぞれの**A ～ D**のうちから**1つ**選べ。

13　If <u>it</u> <u>were</u> five years <u>ago</u>, her song <u>will not be</u> popular.
　　　A　B　　　　　C　　　　D

14　I forgot <u>how to</u> <u>get to</u> the house <u>which</u> I <u>used to</u> live when I was young.
　　　　　　A　　　B　　　　　　　C　　　D

15   I'm sure your study will contribute with the advances in medical technology.
          A   B   C   D

16   Angus gave me some advices on what I should buy for Malcolm's birthday.
                A   B   C   D

問3   17 ～ 20   次の日本文の意味を表すように(1)～(4)それぞれの ［　］内の語（句）を最も適切な順序に並べかえたとき，**3番目と5番目**にくるものの組み合わせを，それぞれの**A ～ D**のうちから**1つ**選べ。ただし，文頭にくる語（句）も小文字にしてある。

17   ヒロシは奨学金のおかげで神戸学院大学に通うことができた。

(1) [Kobe Gakuin University / at / enabled / to / Hiroshi / study / the scholarship].

  A   to — at   **B**   at — enabled

  C   Hiroshi — study   **D**   study — Kobe Gakuin University

18   結局，勝つか負けるかは問題ではない。

(2) After all, [whether / doesn't / we / it / or / win / matter] not.

  A   whether — win   **B**   matter — we   **C**   win — it   **D**   matter — or

19   その仕事を得るために私がしたすべての努力はむだに終わった。

(3) Every [made / effort / the job / I / get / resulted / to] in failure.

  A   resulted — the job   **B**   get — to   **C**   effort — I   **D**   made — get

20   ジムは犯行現場の近くに住んでいたが，犯行と関係があることを否定した。

(4) Jim lived near the crime scene, but he [to / anything / do / having / with / denied / the crime].

  A   anything — do   **B**   to — anything

  C   anything — the crime   **D**   with — to

Ⅲ 次の会話文の空所 **21** ～ **28** を満たすのに最も適切なものを，**A** ～ **D**のうちから**1つ**選べ。

(24点)

Two people are speaking on the phone.

Maria : The Film Space Cinema.　Can I help you?

Jeffrey : Yes, please.　**21**　?

Maria : *Black Cats*.　It started last weekend.

Jeffrey : Oh, yes.　I've heard it's good.　**22**　?　Anyone famous?

Maria : Not really.　The main **23** is Jimmy Sherr.　He's rather new, and this is his first major film.

Jeffrey : Did you say Jimmy Cheer?

Maria : No, Sherr.　It's S-H-E **24** R.

Jeffrey : OK.　What's it about?

Maria : It's about a young man from London who becomes a successful musician in New York.

Jeffrey : **25**　?

Maria : This evening, the doors open at 7:30 and the film starts at 8:00.　This Friday, there are two showings, one at 2:00, and the other at 8:00.

Jeffrey : And how much are the tickets?

Maria : $8.00 for adults and $5.00 for students and anyone **26** 20.　But this isn't a film for children.　You have to be over 17 to see this film.

Jeffrey : **27**　.　I'm 18.

Maria : Oh, and another thing.　You cannot bring any food or drinks from outside the cinema.

Jeffrey : Really?

Maria : Yes, but there is a **28** on the first floor and you can find all kinds of things there.

Jeffrey : OK.　That's good to know.　Thanks.

21　A　What's on this Friday　　　B　Why do you have cats

　　　C　Where is the cinema　　　　D　Who's working

22　A　Do you like cats　　　　　B　Whose cats are they

　　　C　Who's in it　　　　　　　　D　How are they

23　A　chef　　　　　　　　　　B　singer

　　　C　movie　　　　　　　　　　D　actor

24   **A**   second   **B**   double

        C   twice   **D**   twins

25   **A**   What time does it start   **B**   How often does it open

        C   When does the concert start   **D**   How long does it take to open

26   **A**   on   **B**   from

        C   down   **D**   under

27   **A**   That's expensive   **B**   You're wrong

        C   That's no problem   **D**   I have five dollars

28   **A**   parking lot   **B**   snack shop

        C   ticket machine   **D**   restroom

Ⅳ　次の英文を読んで，各問に答えよ。(17点)

A recent decision by the board of education of Matsue, Shimane Prefecture, to limit students' access to the manga series *Hadashi no Gen* (*Barefoot Gen*) at school libraries has caused a controversy.　While some support the move,　ア　say it disrespects the best-selling anti-war classic, which tells the story of a young boy who survives the atomic bombing of Hiroshima.　Meanwhile, it was reported on August 21, 2013 that a public library in Tottori Prefecture also pulled the series from its shelves a few years ago over concerns about its serious content.

Here are some questions and answers regarding *Hadashi no Gen* and the controversy surrounding it:

(1)　*What is the history of* Hadashi no Gen?

The series, by the late Keiji Nakazawa, first appeared in *Shukan Shonen Jump*, a weekly comic magazine, in 1973.　*Hadashi no Gen* is the very sad survival story of a 6-year-old boy during and after the war, focusing on the atomic bombing of Hiroshima.　　A　　*Hadashi no Gen*, which concluded in 1985, has been translated into more than 20 languages and adapted into several TV series, plays, feature movies and musicals.

Nakazawa himself was a *hibakusha*, having survived the 1945 Hiroshima bombing.　He lost his father, elder sister and younger brother that day.　"I still remember the weight I felt when I picked up my younger brother's skull," Nakazawa said during a speech in 2007.　　B　　Nakazawa died 　イ　 lung cancer in December 2012.

(2)　　ウ　

It began with a petition by city residents in August 2012.　Although *Hadashi no Gen* offers an anti-war message, it also contains graphic drawings of the war crimes committed by the Imperial Japanese Army, including rapes and beheadings of Chinese.

The opinions of the board varied.　One member felt it "escalates as it proceeds and starts to
(エ)
contain extremely violent sentences and graphics," according to the transcript of one meeting.　"It may not be the proper way to describe it, but *Hadashi no Gen* could be considered an inappropriate book," this member said.　　C　　Another member of the board disagreed, saying the manga "shows the tragedy of war and importance of peace" and should be available at anytime for anyone to read.
　D　

(注)　the board of education：教育委員会　　　　　　　　adapted into ～：～に改作される
　　　　the Imperial Japanese Army：大日本帝国陸軍　　　rapes and beheadings：レイプや斬首
　　　　transcript：議事録

問1　[29]　空所　[ア]　を満たすのに最も適切なものを，A ～ D のうちから1つ選べ。

  A　some other　　　　**B**　others　　　　**C**　another　　　　**D**　the other

問2　[30]　空所　[イ]　を満たすのに最も適切なものを，A ～ D のうちから1つ選べ。

  A　of　　　　　　　　**B**　by　　　　　　　**C**　with　　　　　**D**　in

問3　[31]　空所　[ウ]　を満たすのに最も適切なものを，A ～ D のうちから1つ選べ。

  A　*When did the public library in Tottori Prefecture pull the series from its shelves?*

  B　*What opinion do the city residents have of the series?*

  C　*How did the Matsue board of education come to limit access to the series?*

  D　*How did the author feel about the controversy surrounding the series?*

問4　[32]　下線部（エ）が指す最も適切なものを，A ～ D のうちから1つ選べ。

  A　the petition　　　　　　　　　**B**　*Hadashi no Gen*

  C　the Imperial Japanese Army　　**D**　the board's decision

問5　[33]　次の文は，空所　[A]～[D]　のどこにあてはめると最も適切か。A ～ D のうちから1つ選べ。

  "My wish is that the readers of my work continue their efforts to create a world without war and nuclear weapons."

問6　[34]　本文の内容に合致するものを，A ～ D のうちから1つ選べ。

  A　*Hadashi no Gen* is the manga which represents the life of the boy who was killed in the atomic bombing of Hiroshima.

  B　Mr. Nakazawa deeply regretted creating *Hadashi no Gen*.

  C　*Hadashi no Gen* caused controversy because it praised the Imperial Japanese Army's acts during the war.

  D　Not all members of the board agreed with the decision to limit students' access to *Hadashi no Gen*.

Ⅴ　以下の**A**〜**E**の英文は，本来は**A**の部分から始まる一つのまとまった文章だが，設問のために**B**〜**E**は順序がばらばらになっている。**B**〜**E**を正しく並べ替えたとき，設問　35 〜 39 　に該当する記号を答えよ。なお，次に続くものがなく，それ自体が文章の最後である場合には，**J**をマークせよ。

（15点）

35	**A**の次に続くもの
36	**B**の次に続くもの
37	**C**の次に続くもの
38	**D**の次に続くもの
39	**E**の次に続くもの

A　The idea of raising a chimp and a child together may seem like a nightmare, but this is basically what was done in two early attempts to teach chimpanzees to use human language.

B　Gua was reported to be able to understand about a hundred words, but did not "say" any of them.　In the 1940s, a chimpanzee named Viki was reared by another scientist couple (Catherine and Keith Hayes) in their own home, exactly as if she was a human child.

C　In retrospect, these experiments were remarkable since it has become clear that non-human primates do not actually have a physically structured vocal tract which is suitable for articulating the sounds used in speech.

D　In the 1930s, two scientists (Luella and Winthrop Kellogg) reported on their experience of raising an infant chimpanzee, Gua, together with their baby son.

E　These foster parents spent five years attempting to get Viki to "say" English words by trying to shape her mouth as she produced sounds.　Viki eventually managed to produce some words, rather poorly articulated versions of *mama*, *papa* and *cup*.

化 学

問題

27年度

11月8日試験

次の $\boxed{\text{I}}$ 〜 $\boxed{\text{IV}}$ の各設問の解答を，指示に従ってそれぞれの解答群 **A**，**B**，**C**，…のうちから選んで解答用紙にマークせよ。

必要であれば，原子量は次の値を用いよ。標準状態は，0℃，1.0×10^5 Pa とする。なお，問題文中の体積の単位記号Lは，リットルをあらわす。

(原子量) H 1.0 　　 C 12 　　 N 14 　　 O 16 　　 Na 23 　　 Al 27 　　 S 32
　　　　 Cl 35.5 　 K 39 　　 Ca 40 　　 Pb 207

$\boxed{\text{I}}$ 次の**問1**〜**問4**に答えよ。(25点)

問1 $\boxed{1}$ 　純物質と混合物の組合せはどれか。次の**A**〜**E**のうちから，正しいものを**1つ**選べ。

A 水，硫黄

B 酸素，海水

C 石油，空気

D 塩化亜鉛，ドライアイス

E エタノール，ダイヤモンド

問2 $\boxed{2}$ 　ある金属 M の酸化物は M_2O_3 であらわされ，この酸化物中の M の質量パーセントは70%であった。金属 M の原子量はどれか。次の**A**〜**E**のうちから，最も近い数値を**1つ**選べ。

A 27 　　 **B** 52 　　 **C** 56 　　 **D** 59 　　 **E** 75

問3 $\boxed{3}$ 　物質の状態変化に関する次の記述**ア**〜**ウ**の正誤について，下の組合せ**A**〜**H**のうちから，最も適切なものを**1つ**選べ。

ア 気体から液体になる現象を，凝縮という。

イ 固体から直接気体になる現象を，昇華という。

ウ 液体から気体になる現象を，沸騰という。

	A	B	C	D	E	F	G	H
ア	正	正	正	正	誤	誤	誤	誤
イ	正	正	誤	誤	正	正	誤	誤
ウ	正	誤	正	誤	正	誤	正	誤

問4 次の図には，元素の周期表の一部を示した。図中の元素**ア〜ケ**について，下の 4 ・ 5 に答えよ。

周期＼族	1	2	3	4	5	6	7	8	9	10	11	12	13	14	15	16	17	18
1	ア																	
2															イ	ウ	エ	
3	オ	カ											キ	ク			ケ	

4 　共有結合を形成することで巨大分子となる元素の組合せはどれか。次の**A〜E**のうちから，最も適切なものを**1つ**選べ。

　　A アとイ 　　　**B** アとエ 　　　**C** ウとキ 　　　**D** ウとク 　　　**E** オとケ

5 　陽イオンと陰イオンの構成比が2：1（陽イオン：陰イオン）となるイオン結晶を作る元素の組合せはどれか。次の**A〜E**のうちから，最も適切なものを**1つ**選べ。

　　A アとエ 　　　**B** イとウ 　　　**C** ウとオ 　　　**D** ウとカ 　　　**E** カとケ

Ⅱ　次の**問1**〜**問5**に答えよ。（25点）

問1　　6　　次の記述**ア**と**イ**にあてはまる分子を下の①〜⑤から選び，その下の組合せ**A**〜**I**のうちから，最も適切なものを**1つ**選べ。

　ア　三重結合をもつ分子

　イ　共有電子対の数が最も多い分子

　①　二酸化炭素　　　②　硫化水素　　　③　エタン　　　④　アセチレン　　　⑤　エチレン

	A	B	C	D	E	F	G	H	I
ア	①	①	①	④	④	④	⑤	⑤	⑤
イ	②	④	⑤	②	③	⑤	①	③	④

問2　　7　　ハロゲンの単体に関する次の記述**ア**〜**ウ**の正誤について，下の組合せ**A**〜**H**のうちから，最も適切なものを**1つ**選べ。

　ア　原子番号の増加にともなって，酸化力は弱くなる。

　イ　いずれも共有結合の二原子分子として存在する。

　ウ　標準状態では，原子番号の増加にともなって，固体から気体になる。

	A	B	C	D	E	F	G	H
ア	正	正	正	正	誤	誤	誤	誤
イ	正	正	誤	誤	正	正	誤	誤
ウ	正	誤	正	誤	正	誤	正	誤

問3　　**8**　　次の図に示す装置に，炭酸カルシウム $CaCO_3$（式量100）1.00 g を入れ，上部の活栓を開いて 1.00 mol/L の塩酸 20.0 mL を少しずつ加え，発生した気体を捕集した。塩酸の滴下量（mL）と，発生した気体の標準状態における体積（mL）の関係をあらわすグラフはどれか。下の **A〜F** のうちから，最も適切なものを **1つ**選べ。

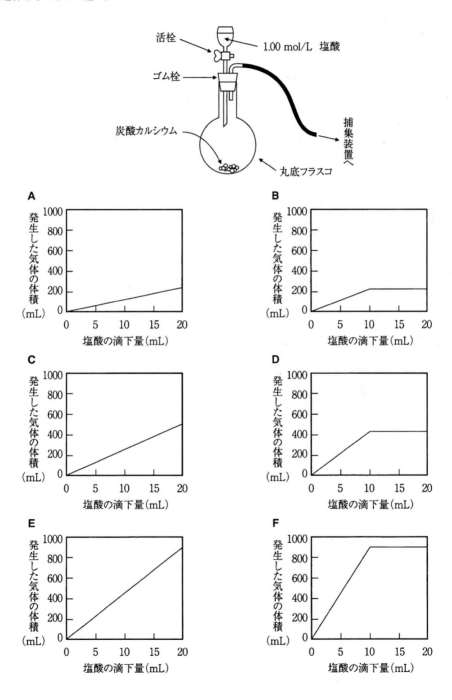

問4 ☐9☐ 次の反応式は，酸化マンガン（Ⅳ）を触媒とする塩素酸カリウムの分解反応である。塩素酸
カリウム 245 g を使用し，この反応が過不足なく進行したとき，発生した酸素で完全燃焼させることが
できるメタンは何 g か。下の**A〜E**のうちから，最も近い数値を**1つ**選べ。

$$2\,KClO_3 \longrightarrow 2\,KCl + 3\,O_2$$

    A 16.0   **B** 24.0   **C** 32.0   **D** 48.0   **E** 64.0

問5 ☐10☐ 次の図は，硝酸カリウムの溶解度（水 100 g に溶ける溶質の最大質量〔g〕の数値）と温度の
関係を示している。40℃で調製した硝酸カリウムの飽和水溶液 200 g を冷却し，37.5 g の硝酸カリウム
の結晶を析出させた。その時の温度は何℃か。下の**A〜F**のうちから，最も近い数値を**1つ**選べ。

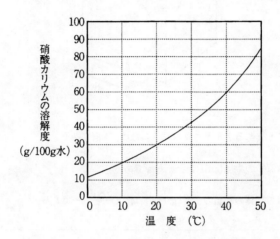

    A 10   **B** 15   **C** 20   **D** 25   **E** 30   **F** 35

Ⅲ 次の問1～問5に答えよ。(24点)

問1 ┌─11─┐ 次の図には，面心立方格子からなるアルミニウムの単体の結晶構造を示した。その単位格子の一辺の長さを a cm とするとき，下の記述ア～ウの正誤について，その下の組合せA～Hのうちから，最も適切なものを1つ選べ。ただし，アボガドロ定数は，6.0×10^{23}/mol とする。

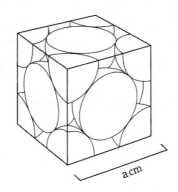

a cm

ア 単位格子中に含まれるアルミニウム原子の数は，4個である。

イ アルミニウム原子の半径(cm)は，$\dfrac{\sqrt{2}}{4}$ a である。

ウ アルミニウムの単体の結晶の密度(g/cm³)は，$\dfrac{4.5 \times 10^{-23}}{a^3}$ である。

	A	B	C	D	E	F	G	H
ア	正	正	正	正	誤	誤	誤	誤
イ	正	正	誤	誤	正	正	誤	誤
ウ	正	誤	正	誤	正	誤	正	誤

問2 ┃ 12 ┃ 次の図には，14族元素および17族元素の水素化合物の沸点と分子量との関係を示した。
この図に関する下の記述ア～ウの正誤について，その下の組合せA～Hのうちから，最も適切なものを
1つ選べ。

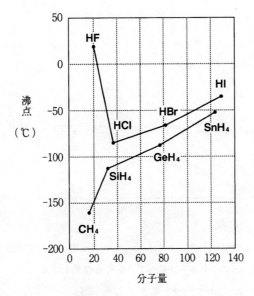

ア 14族元素の水素化合物で，分子量の増加とともに沸点が上昇しているのは，14族元素の水素
化合物が無極性分子なので，分子量が大きくなるとファンデルワールス力が強くなるからである。

イ 17族元素の水素化合物の沸点が14族元素の水素化合物よりも高いのは，17族元素の水素化合物
がイオン結合により形成されており，その分子間には強い静電気的な引力がはたらくためである。

ウ フッ化水素の沸点がほかの同族元素の水素化合物より高いのは，フッ化水素の分子間に水素結合
が強くはたらいているからである。

	A	B	C	D	E	F	G	H
ア	正	正	正	正	誤	誤	誤	誤
イ	正	正	誤	誤	正	正	誤	誤
ウ	正	誤	正	誤	正	誤	正	誤

問3　　13　　3％の過酸化水素水 10 mL に酸化マンガン(IV)の粉末 0.5 g を加えたとき，気体の発生量と時間との関係は，次の図の点線**ア**であった。この実験で用いた過酸化水素水を 6％の過酸化水素水 10 mL にかえて同様の実験を行ったとき，気体の発生量と時間との関係を示すグラフはどれか。次のグラフ中の**A～E**のうちから，最も適切なものを**1つ**選べ。

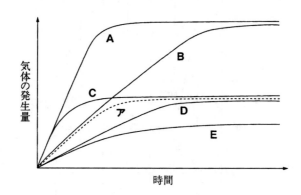

問4　　14　　硫酸および硫化水素に関する次の反応**ア～カ**について，**酸化還元反応ではないもの**はどれか。下の組合せ**A～H**のうちから，**すべてを含むもの**を**1つ**選べ。

ア　SO_2 ＋ $2H_2S$ ⟶ $3S$ ＋ $2H_2O$

イ　I_2 ＋ H_2S ⟶ $2HI$ ＋ S

ウ　FeS ＋ H_2SO_4 ⟶ $FeSO_4$ ＋ H_2S

エ　$2AgNO_3$ ＋ H_2S ⟶ Ag_2S ＋ $2HNO_3$

オ　Na_2SO_3 ＋ H_2SO_4 ⟶ Na_2SO_4 ＋ H_2O ＋ SO_2

カ　Cu ＋ $2H_2SO_4$ ⟶ $CuSO_4$ ＋ $2H_2O$ ＋ SO_2

A　ア，ウ　　　　**B**　イ，エ　　　　**C**　ウ，オ　　　　**D**　エ，カ

E　ア，ウ，オ　　**F**　イ，ウ，カ　　**G**　ウ，エ，オ　　**H**　エ，オ，カ

問5 　15　　次の図には鉛蓄電池を示した。鉛蓄電池に関する下の記述中の空欄　**ア**　〜　**ウ**　に
あてはまる語句および数値について，その下の組合せ**A**〜**H**のうちから，最も適切なものを**1つ**選べ。

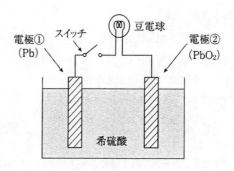

　スイッチを入れて豆電球を点灯させると電極①は　**ア**　され，希硫酸の濃度は　**イ**　。また，
0.200 mol の電子移動で，電極②の質量は，　**ウ**　増加する。

	ア	イ	ウ
A	酸化	変化しない	12.8 g
B	酸化	変化しない	6.40 g
C	酸化	減少する	12.8 g
D	酸化	減少する	6.40 g
E	還元	変化しない	12.8 g
F	還元	変化しない	6.40 g
G	還元	減少する	12.8 g
H	還元	減少する	6.40 g

Ⅳ　次の問1～問6に答えよ。(26点)

問1　16　プロペン（プロピレン）に関する次の記述A～Fのうちから，正しいものを1つ選べ。

A　シス-トランス異性体が存在する。

B　1-プロペンと2-プロペンの異性体が存在する。

C　標準状態で気体であり，水に溶けやすい。

D　触媒存在下水素と反応し，2-プロパノールが生成する。

E　構成しているすべての原子は，同一平面上に存在する。

F　塩素を付加させると，1,2-ジクロロプロパンが生成する。

問2　17　次のアおよびイに示したそれぞれ2種の有機化合物を，下の確認方法①～③のいずれかで区別したい。その下の確認方法の組合せA～Fのうちから，最も適切なものを1つ選べ。

ア　$CH_3CH_2CH_2CH_2CH_3$，　$CH_3CH_2CH_2CH = CH_2$

イ　$CH_3CH_2CH_2CHO$，　　　$CH_3CH_2COCH_3$

①　ナトリウムの単体を加え，水素が発生するかどうかを確認する。

②　臭素水に加え，臭素の赤褐色が脱色されるかどうかを確認する。

③　アンモニア性硝酸銀水溶液に加え，銀を析出するかどうかを確認する。

	A	B	C	D	E	F
ア	①	①	②	②	③	③
イ	②	③	①	③	①	②

問3　18　ヒドロキシ基をもたない化合物はどれか。次のA～Fのうちから，正しいものを1つ選べ。

A　グルコース　　　B　グリセリン　　　C　乳酸

D　クレゾール　　　E　サリチル酸メチル　　　F　アセチルサリチル酸

問4　19　異性体の関係にない組合せはどれか。次のA～Eのうちから，正しいものを1つ選べ。

A　2-ブタノール　　　　　2-メチル-1-プロパノール

B　ジエチルエーテル　　　エチルメチルケトン

C　ペンタン　　　　　　　2-メチルブタン

D　エタノール　　　　　　ジメチルエーテル

E　1-ペンテン　　　　　　シクロペンタン

問5 ☐20 次の記述ア～ウの正誤について，下の組合せA～Hのうちから，最も適切なものを1つ選べ。

ア マレイン酸を加熱することにより，無水マレイン酸($C_4H_2O_3$)が得られる。

イ エタノール 23 g をすべてカルボン酸まで酸化すると，カルボン酸は理論上 0.60 mol 得られる。

ウ ベンゼン 0.20 mol をニトロ化することにより，ニトロベンゼンは理論上 24.6 g 得られる。

	A	B	C	D	E	F	G	H
ア	正	正	正	正	誤	誤	誤	誤
イ	正	正	誤	誤	正	正	誤	誤
ウ	正	誤	正	誤	正	誤	正	誤

問6 ☐21 フェノールに関する次の反応A～Fのうちから，**誤りを含むもの**を2つ選べ。

英　語

解答　27年度

【1】
〔解答〕
問1　(1) C　(2) B　(3) D　(4) C
問2　(5) C　(6) C　(7) B　(8) A

【2】
〔解答〕
問1　(9) B　(10) D　(11) C　(12) A
問2　(13) D　(14) C　(15) C　(16) B
問3　(17) C　(18) B　(19) D　(20) A
〔出題者が求めたポイント〕
問1
(9)「デイビッドはいつも公園で彼の飼っている犬を自由に走らせる」
　　＜ let+O+ 動詞の原形＞「O に～させる」（許可を表す）
(10)「我々が今日直面している社会問題は１０年前のものとは全く異なる」
　　those は前出の複数名詞の代わりに用いられる。ここでは those=the social problems。
(11)「この火山がいつ噴火するのか分からない」
　　＜ there is no ～ ing ＞「～することは出来ない」tell はここでは「～がわかる」の意味。
(12)「世界で起きていることについて行くために新聞を読むべきだ」
　　＜ keep up with ～＞「～に遅れずについていく」
問2
(13)「５年前なら彼女の歌は人気が出ないだろうに」
　　if 節の「（今が）５年前なら」という内容から、現在の事実に反する仮定法過去。よって主節も will → would にする。
(14)「私は若いころ住んでいた家への行き方を忘れてしまった」
　　I used to live in the house の in the house を関係詞に置き換えるのだから、C は where または in which でなければならない。
(15)「あなたの研究が医療技術の進歩に貢献すると私は確信している」
　　＜ contribute to ～＞「～に貢献する」
(16)「アンガスはマルコムの誕生日に私が何を買ったらよいのかについて助言を与えてくれた」advice は不可算名詞。B は some advice または some pieces of advice とする。
問3
(17) The scholarship enabled Hiroshi to study at Kobe Gakuin University.
　　＜ A enable B to ～＞「A は B が～することを可能にする」⇒「A のおかげで B は～できる」
(18) After all, [it doesn't matter whether we win or] not.
　　＜ it doesn't matter whether ～ or not ＞「～しようとしまいと問題ではない」
(19) Every [effort I made to get the job resulted] in failure.
　　＜ make an effort ＞「努力する」　＜ result in ～＞「～という結果になる」
(20) ～, but he [denied having anything to do with the crime].
　　＜ have something to do with ～＞「～と何か関係がある」。ここでは＜ deny ～ ing ＞が「～でなかったと言う」と否定の意味なので something が anything になっている。

【3】
〔解答〕
(21) A　(22) C　(23) D　(24) B　(25) A
(26) D　(27) C　(28) B
〔出題者が求めたポイント〕
(21) 直後の返答が映画のタイトルなので、上演中の映画を尋ねる A が正解。on はここでは「上映中で」の意味。
(22) 直後の「誰か有名な人は出演していますか」から、出演者を尋ねる C「誰が出演していますか」を選ぶ。
(23) 出演者を尋ねる質問への答えなので D が正解。
(24) R が２つ連続しているので B の double「（文字・数字が）２つ連続した」が正解。
(25) 直後の答えが上映時間なので、それを尋ねる A が正解。
(26)「２０歳未満」となる D が正解。
(27)「１８歳以上でないと視聴できない」に対して、直後に「１８歳だ」と答えているので C「問題ありません」が正解。
(28) 空所前に「飲食物の持ち込みは不可」とあるが、空所直後で「そこで何でも見つかる」と述べているので、飲食物が入手できる場所が (28) には入るはず。
〔全訳〕
2人が電話で話している。
マリア：フィルムスペースシネマでございます。お電話ありがとうございます。
ジェフリー：お聞きしたいことがあるのですが、今週の金曜は何が上映されますか。
マリア：ブラックキャッツでございます。先週封切られました。
ジェフリー：そうですか。出来が良いとの評判ですね。出演者は誰ですか。有名な俳優は出ていますか。
マリア：いいえ。主演俳優はジミー・シャーです。彼はまだ新人で、有名作品に出演するのは今作が初めてです。

ジェフリー：ジミー・チャーと仰いましたか。

マリア：いいえ、シャーです。S-H-E に R が2つです。

ジェフリー：わかりました。どんな内容ですか。

マリア：ロンドン出身の若者がニューヨークでミュージ
シャンとして成功する話です。

ジェフリー：何時に上映開始ですか。

マリア：今晩ですと、入場開始は7時30分で、上映開
始は8時です。今週の金曜日ですと1日2回上映が
あり、1回目は2時から、2回目は8時からです。

ジェフリー：チケットはいくらですか。

マリア：成人料金は8ドルで、学生と20歳未満は5ド
ルです。ですが、この映画は子供向けではございま
せん。18歳以上でないと視聴できません。

ジェフリー：問題ありません。私は18歳です。

マリア：そうでしたか。あともう1つ注意点がございま
す。館外からの飲食物の持ち込みは一切できませ
ん。

ジェフリー：そうなんですか。

マリア：はい。しかし1階に売店がございまして、そこ
で何でも手に入ります。

ジェフリー：わかりました。それを聞いて安心しました。
ありがとうございました。

【4】
〔解答〕
(29) B　(30) A　(31) C　(32) B　(33) B　(34) D
〔出題者が求めたポイント〕
(29) < some ～ , others・・・>「あるものは～、あ
るものは・・・」
(30) < die of ～>「～が原因で死ぬ」
(31) (1)がそれに続く文の主題になっていることから、
(2)にもそれに続く文の主題が入ることが分かる。
(2)以下の文には松江市教育委員会が「はだしのゲ
ン」の生徒の利用を制限するに至った経緯が述べら
れている。よってCが正解。
(32)「はだしのゲン」についての教育委員の意見が述べ
られているのだからBが正解。
(33)「私の願いは私の作品の読者がこれからも戦争と核
兵器の無い世界を創ろうと努力してくれることだ」
というのは「はだしのゲン」の作者の中沢啓治の意
見である。中沢の意見を入れてもおかしくないのは
Bのみ。
(34)
A「『はだしのゲン』は広島の核攻撃で死んだ少年の人生
を描いた漫画である」核攻撃で死んだのではなく、生
き延びた少年の漫画である。
B「中沢氏は『はだしのゲン』を創作したことを後悔し
ている」そのような言及は無し。
C「『はだしのゲン』は戦中の大日本帝国陸軍の行為を称
賛したために議論を引き起こした」
称賛したとの記述は無い。
D「すべての教育委員が『はだしのゲン』の生徒の利用
を制限する決定に同意したわけではない」(2)以下の

2段落目に合致。

〔全訳〕
　島根県松江市教育委員会が学校図書館でのマンガ「は
だしのゲン」シリーズの生徒の利用を制限する決定を最
近行ったことは、議論を引き起こした。その措置を支持
する人もいるが、反戦マンガの傑作ベストセラーへの冒
涜だと言う人もいる。「はだしのゲン」は広島への核攻
撃を生き延びる少年の物語である。この間、2013年
8月21日には鳥取県の公立図書館も、同作品の憂慮す
べき内容への懸念から数年前に書棚から撤去したことが
報じられた。
　「はだしのゲン」とそれを巡る議論に関して、以下に
いくつかの問いと解答を述べることにする。
　(1)「はだしのゲン」の歴史はどのようなものか。
　故中沢啓治作の「はだしのゲン」シリーズの初出は
1973年の週刊コミック雑誌「週刊少年ジャンプ」
である。「はだしのゲン」とは戦中戦後における6歳の少
年の非常に悲惨な生存物語であり、物語の中心は広島の
核攻撃となっている。「はだしのゲン」は1985年に
終結したが、20カ国語以上に翻訳され、いくつかのテ
レビドラマや劇や長編映画やミュージカルの原作となっ
た。
　中沢自身、被ばく者であり、1945年の広島の核攻
撃の生存者であった。彼はその日、父と姉と弟を失った。
「私は弟の頭蓋骨を拾い上げた時に感じた重みを今でも
覚えている」と中沢は2007年の講演会で語った。「私
の願いは私の作品の読者がこれからも戦争と核兵器の無
い世界を創ろうと努力してくれることだ」。中沢は
2012年12月に肺ガンで亡くなった。
　(2)どのようにして松江市教育委員会は「はだしのゲ
ン」シリーズの閲覧を制限するに至ったか。
　事の発端は2012年8月の市民たちによる陳情で
あった。「はだしのゲン」は確かに反戦メッセージを伝
えてはいるが、中国人に対する強姦や斬首をはじめとす
る大日本帝国陸軍が犯した戦争犯罪の生々しい描写も含
んでいる、との訴えであった。
　教育委員会の意見は様々だった。ある会議の筆記録に
よれば、ある委員は、同作品は「進むにつれて過激にな
り、極めて暴力的なセリフや絵が現れ始める」との意見
を述べた。「こんなことを言ったら、この作品の感想と
して不適切かもしれないが、『はだしのゲン』は有害図
書と見なし得るのではないか」と、この委員は発言した。
委員会の他の委員は反論し、同マンガは「戦争の悲劇と
平和の重要性を示すもの」であり、誰もが読めるように
いつでも利用可能にしておくべきだ、と語った。

【5】
〔解答〕
(35) D　(36) E　(37) J（Zは誤植）　(38) B　(39) C
〔出題者が求めたポイント〕
　まずAを見ると、後半部から、直後に2つの実験例
が続くと考えられる。Bを見ると唐突にグアという固有
名詞から始まっている。英語では新情報がいきなり文頭

に来ることは不自然なので、グアは既出の情報である。また、後半部で「もう一組の科学者夫婦」とあるため、この前に最初の一組目の科学者夫婦が言及されているはず。次にCを見ると、「回顧すると」「これらの実験」の文言から、Aで言及されている二つの実験例を受けて締めくくる段落だと考えられる。Dを読むと、Bの前に言及されていると考えられた一組目の科学者夫婦が出てくる。またグアも「グアという名前のチンパンジー」という新情報として登場している。さらにDの１９３０年代とB後半の１９４０年代の順序から、D→Bが確定。Eでは「これらの育ての親たち」と、ヴィキという固有名詞が既出の情報として出てくるが、これらはBの後半部の「もう一組の科学者カップル」及び「ヴィキという名のチンパンジー」という新情報を受けたものである。よってB→Eが確定。最後にこれら二つの実験を締めくくる段落としてCを持ってくればよい。

〔全訳〕

A　チンパンジーと子供を一緒に育てるという考えは悪夢のように思われるかもしれないが、実際のところ、これがチンパンジーに人間の言葉の使い方を教えようという試みの初期の二回において行われたことなのである。

B　グアは約１００の単語を理解できると報告されたが、それらの単語のいずれも「言う」ことはしなかった。１９４０年代には、ヴィキという名前のチンパンジーがもうひと組の科学者夫婦（キャサリンとキースのヘイズ夫妻）によって夫妻の自宅でまるで彼女が人間の子供であるかのように育てられた。

C　回顧してみれば、発話に用いられる音を発声するのに適した物理的構造を持った発声器官を人間以外の霊長類が実際には持っていないということが明らかになったという点で、これらの実験は注目に値するものであった。

D　１９３０年代に、２人の科学者（ルエラとウィンスロップのケロッグ夫妻）が、夫妻の息子である赤ん坊と一緒に赤ちゃんチンパンジーのグアを育てた経験について報告した。

E　これらの育ての親たちは５年間を費やしてヴィキに英単語を「言わせ」ようと試み、彼女の口を音を出すような形にしようとした。ヴィキは結果として、かなり不明瞭な発音ではあったが、ママ、パパ、そしてカップという単語を何とか発することが出来るようになった。

化　学

解答　27年度

Ⅰ

〔解答〕

① B　② C　③ B　④ D　⑤ C

〔出題者が求めたポイント〕

純物質と化合物，物質量と組成式，状態変化，化学結合

〔解答のプロセス〕

問1① ２種類以上の純物質が混ざったものが混合物。純物質は，沸点，融点が一定であるなど，物理的性質が決まっている。

混合物……海水，石油，空気

純物質……水，硫黄，酸素，塩化亜鉛，ドライアイス（CO_2 の固体），エタノール，ダイヤモンド

問2② ある金属 M の原子量を x とおくと，条件より，

$$\frac{x \times 2}{x \times 2 + 16 \times 3} \times 100 = 70 \ (\%)$$

$$x = 56$$

問3③ ア：正　イ：正

ウ：誤：沸騰ではなく蒸発。沸騰とは液体の表面だけでなく，内部からも蒸発がおこる現象。

問4④ 共有結合の結晶の説明で，ダイヤモンド，ケイ素の単体や，二酸化ケイ素などが代表例である。

⑤ イオン結晶は一般に金属元素と非金属元素からなる化合物で，陽イオン：陰イオン＝2：1 となるには，一価の陽イオンと，二価の陰イオンの組合わせを選べばよい。

Ⅱ

〔解答〕

⑥ E　⑦ B　⑧ A　⑨ B　⑩ C

〔出題者が求めたポイント〕

共有結合，ハロゲンの単体，化学反応式と量的関係，固体の溶解度

〔解答のプロセス〕

問1⑥ 構造式は次のとおり。

① $O=C=O$　② $H-S-H$

③ $H-\overset{\overset{\displaystyle H}{|}}{\underset{\underset{\displaystyle H}{|}}{C}}-\overset{\overset{\displaystyle H}{|}}{\underset{\underset{\displaystyle H}{|}}{C}}-H$　④ $H-C\equiv C-H$

⑤ $\overset{H}{\underset{H}{>}}C=C\overset{H}{\underset{H}{<}}$

ア：構造式より④。

イ：共有電子対の数は価標の本数と同じ。

問2⑦ ア：正　イ：正

ウ：誤：F_2 は気体，Cl_2 は気体，Br_2 は液体，I_2 は固体。

問3⑧ $CaCO_3$（式量 100）は $\frac{1.00}{100} = 0.01$ (mol) ある。

$$CaCO_3 + 2HCl \longrightarrow CaCl_2 + CO_2 + H_2O$$

0.01 mol の $CaCO_3$ と過不足なく反応する 1.00 mol/L の塩酸を x mL とすると，係数比より，

$$0.01 \times 2 = 1.00 \times \frac{x}{1000} \quad \therefore \ x = 20 \ (\text{mL})$$

滴下量が 20 mL に達するまでは，発生した気体（CO_2）の体積も直線的に変化する。また，滴下量 20 mL のときの CO_2 の体積は係数比より，

$$\underset{HCl(mol)}{1.00 \times \frac{20}{1000}} \times \underset{CO_2(mol)}{\frac{1}{2}} \times 22.4 \times 10^3 = 224 (\text{mL})$$

問4⑨ $KClO_3$（式量 122.5）は，$\frac{245}{122.5} = 2.0$ (mol) ある

ことより，発生する O_2 は，係数比から，3.0 (mol)。またメタン CH_4 を完全燃焼するとおこる化学反応式は

$$CH_4 + 2O_2 \longrightarrow CO_2 + 2H_2O$$

係数比より，発生した O_2 と反応できる CH_4 の質量は，

$$\underset{O_2(mol)}{3.0} \times \underset{CH_4(mol)}{\frac{1}{2}} \times 16 = 24.0 (\text{g})$$

問5⑩ 40℃の溶解度はグラフより，60 (g/100 g 水)

よって，200 g に含まれる KNO_3（溶質）の質量を x g とすると

$$\frac{溶質}{溶液} = \frac{x}{200} = \frac{60}{160} \quad x = 200 \times \frac{60}{160} \ (\text{g})$$

同様に水（溶媒）の質量は $200 \times \frac{100}{160}$ (g)

冷却した温度における溶解度を S(g/100 g 水) とおくと，水の質量変化はないので，

$$\frac{溶質}{溶媒} = \frac{200 \times \dfrac{60}{160} - 37.5}{200 \times \dfrac{100}{160}} = \frac{S}{100}$$

$$\therefore \ S = 60 - 37.5 \times \frac{160}{200} = 30 \ (\text{g/100 g 水})$$

Ⅲ

〔解答〕

⑪ B　⑫ C　⑬ A　⑭ G　⑮ D

〔出題者が求めたポイント〕

面心立方格子，水素化合物の沸点，化学反応の量的関係，酸化還元反応，鉛蓄電池

〔解答のプロセス〕

問1⑪ ア：正：面上にある原子は1個の原子の $\frac{1}{2}$，

頂点にある原子は$\frac{1}{8}$なので，面の数，頂点の数に注意して，

$$\frac{1}{2} \times 6 + \frac{1}{8} \times 8 = 4 \text{（個）}$$

イ：正：立方体の面上で接する原子に注目すると，原子半径 r (cm)は $4r = \sqrt{2}\,a$ の関係を満たす。

ウ：誤：密度は

$$\frac{\text{原子の質量(g)}}{\text{格子の体積(cm}^3\text{)}}$$
$$= \frac{\frac{27\,(\text{g/mol})}{6.0 \times 10^{23}\,(/\text{mol})} \times 4}{a^3}$$
$$= \frac{1.8 \times 10^{-22}}{a^3}\ (\text{g/cm}^3)$$

である。

問2 [12]　ア：正

イ：誤：ハロゲン化水素は非金属元素どうしの結合なので，共有結合。

ウ：正

問3 [13]　気体が発生しているときのグラフの傾き（反応速度）と，十分時間がたったときに得られる気体の発生量（平衡の移動）の2点を考えるのがポイント。

反応物（過酸化水素）の濃度が大きくなるので，反応速度は大きくなる。よって，グラフ（ア）より傾きが大きくなっているものを選ぶ。また，ル・シャトリエの原理より，過酸化水素の濃度が大きくなると，その物質が反応して減少する方向，つまり，酸素生成方向に平衡が移動するため，十分時間がたったときに得られる酸素の発生量はグラフ（ア）より多くなっているものを選ぶ。

問4 [14]　酸化数が変化する反応を探すとよい。なお，単体を含む反応は必ず酸化還元反応である。（逆は成り立たないので注意。）

ウ：希硫酸（強酸）を加えることで，弱酸である H_2S が遊離する反応。

エ：沈殿が生成する反応。

オ：希硫酸（強酸）を加えることで，弱酸である亜硫酸 H_2SO_3 ($\longrightarrow H_2O + SO_2$)が遊離する反応。

問5 [15]　電極①の Pb は負極なので，放電のとき，酸化反応（ア）がおこる。鉛蓄電池の電解液である希硫酸は放電により，濃度が減少（イ）する。

また，電極②の反応

$$PbO_2 + 4H^+ + 2e^- \longrightarrow PbSO_4 + 2H_2O$$

より，2 mol の放電で，電極は SO_2 (＝64 g)分増加する。よって，極板増加量を x g とすると，

$$2 : 64 = 0.200 : x \qquad \therefore \quad x = 6.40\ (\text{g})$$

Ⅳ

〔解答〕

[16] F　[17] D　[18] F　[19] B　[20] C　[21] D, F（順不同）

〔出題者が求めたポイント〕

プロペン（プロピレン）の反応，検出反応，異性体，フェノールの反応

〔解答のプロセス〕

問1 [16]　A：誤：構造は次のとおり。

○と△が異なる場合，シス-トランス異性体が存在する。

B：誤：骨格のみ示す。

　C＝C－C，　C－C＝C は異性体ではなく
　1-プロペン　　2-プロペン
　同一化合物。

C：誤：水に溶けにくい気体である。

D：誤：H_2 が付加し，プロパンが生成。

E：誤

二重結合をつくる炭素および上記の○部分の原子，計6個が常に同一平面上に存在。

F：正：塩素を付加させて生じる化合物は次のとおり。

問2 [17]　ア：炭素間二重結合の検出には，Br_2 による付加反応を利用する。

イ：アルデヒドとケトンを区別するには，還元性の有無の違いを利用した，銀鏡反応を用いる。

問3 [18]　選択肢の構造式は次のとおり。

A：

（α-）グルコース

B：$\begin{array}{l} CH_2-OH \\ CH-OH \\ CH_2-OH \end{array}$　　C：

D：

（o-）クレゾール

E：

F：

問4 [19]　異性体とは，分子式が同じだが，性質が異なる

化合物どうしのことで，炭素骨格や，官能基などが異なる。

A：$CH_3-CH_2-CH-CH_3$　（2-ブタノール）
　　　　　　　　　|
　　　　　　　　　OH

　　　　　　CH_3
　　　　　　|
　　CH_3-CH-CH_2　（2-メチル-1-プロパノール）
　　　　　　　　　|
　　　　　　　　　OH

　　いずれも分子式 $C_4H_{10}O$

B：$CH_3-CH_2-O-CH_2-CH_3$
　　（ジエチルエーテル：分子式 $C_4H_{10}O$）

　　$CH_3-CH_2-C-CH_3$
　　　　　　　　||
　　　　　　　　O

　　（エチルメチルケトン：分子式 C_4H_8O）

C：$CH_3-CH_2-CH_2-CH_2-CH_3$
　　（n-ペンタン）

　　　　　　　　CH_3
　　　　　　　　|
　　CH_3-CH_2-CH-CH_3

　　　（2-メチルブタン）

　　いずれも分子式 C_5H_{12}

D：CH_3-CH_2-OH（エタノール）
　　CH_3-O-CH_3（ジメチルエーテル）
　　いずれも分子式 C_2H_6O

E：$CH_3-CH_2-CH_2-CH=CH_2$
　　（1-ペンテン）

　　　　CH_2
　　　／　　＼
　　CH_2　　CH_2　（シクロペンタン）
　　|　　　　|
　　CH_2-CH_2

　　いずれも分子式 C_5H_{10}

問5 20　ア：正

イ：誤：エタノール 1 mol から理論上，酢酸（カルボン酸）は 1 mol 得られる。

　　エタノール（分子量 46）は $\dfrac{23}{46}=0.50$（mol）あるので，理論上得られる酢酸も 0.50（mol）。

ウ：正：ベンゼン 1 mol から理論上ニトロベンゼン

　　（$\bigcirc$−NO_2 ：分子量 123）は 1 mol 得られる。

　　よって，ベンゼン 0.20 mol から理論上得られるニトロベンゼンは，

　　　　$0.20 \times 123 = 24.6$（g）

問6 21　A：正：ハロゲン化により，2, 4, 6-トリブロモフェノールが得られる。

B：正：カップリング反応により，p-フェニルアゾフェノールが得られる。

C：正：加水分解反応により，クロロベンゼンからフェノールが得られる。

D：誤：ジアゾ化の反応なので，ジアゾニウム塩が生じる。

E：正：ベンゼンスルホン酸のアルカリ融解により，フェノールが得られる。

F：誤：フェノールは炭酸より弱い酸なので，$NaHCO_3$ と反応しない。

神戸学院大学　薬学部(推薦)入試問題と解答

令和2年5月13日　初版第1刷発行

編　集　みすず学苑中央教育研究所

発行所　株式会社ミスズ　　　　　　　　　　　　定価　本体3,000円＋税

〒167−0053

東京都杉並区西荻南2丁目17番8号

ミスズビル1階

電　話　03(5941)2924(代)

印刷所　タカセ株式会社

●本シリーズ掲載の入試問題について、万一、掲載許可手続きに遺漏や不備があると思われるものがありましたら、当社までお知らせ下さい。

●乱丁・落丁等につきましてはお取り替えいたします。

●本書の内容についてのお問合せは、具体的な質問内容を明記のうえ、ハガキ・封書を当社宛にお送りいただくか、もしくは下記のアドレスまでお問合せ願います。

〈 お問合せ用アドレス：https://www.examination.jp/contact/ 〉